中华生活经典

新纂香谱

【宋】陈敬 著

严小青 编著

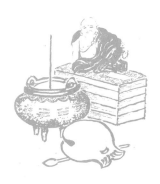

中华书局

图书在版编目(CIP)数据

新纂香谱/(宋)陈敬著;严小青编著.—北京:中华书局,
2012.2(2021.12重印)

(中华生活经典)

ISBN 978 – 7 – 101 – 08420 – 7

Ⅰ.新… Ⅱ.①陈…②严… Ⅲ.香料植物 – 药用植物 – 基本知识 Ⅳ.R282.71

中国版本图书馆 CIP 数据核字(2011)第 250080 号

书　　名	新纂香谱
著　　者	〔宋〕陈　敬
编 著 者	严小青
丛 书 名	中华生活经典
责任编辑	张彩梅
出版发行	中华书局
	(北京市丰台区太平桥西里 38 号　100073)
	http://www.zhbc.com.cn
	E-mail:zhbc@ zhbc.com.cn
印　　刷	北京瑞古冠中印刷厂
版　　次	2012 年 2 月北京第 1 版
	2021 年 12 月北京第 9 次印刷
规　　格	开本/710×1000 毫米　1/16
	印张 17¼　字数 150 千字
印　　数	39001 – 42000 册
国际书号	ISBN 978 – 7 – 101 – 08420 – 7
定　　价	42.00 元

目 录

前　言

　　"香之为用从上古"，香料被人类利用的历史已超过三千年。从商周时期开始，就有关于古人采集、利用与栽培香料的记载。当时人们采集使用的芳香植物品种还不多，主要有泽兰、蕙、蒿、小蒜、芎、艾、香蒲、椒、桂、萧、郁金、白芷、香茅等，都是一些中国原生芳香植物。《诗经》收集西周至春秋中叶五百年间的诗歌305篇，共载有植物178种，其中芳香植物30种左右，是古人采集、利用香料较全面的早期记载。

　　战国以后，人们逐渐将芳香植物从野生状态移种到园圃中栽培，方便了对香料的利用。屈原《离骚》中有很多关于香料的精彩咏叹："扈江离与辟芷兮，纫秋兰以为佩"，"杂申椒与菌桂兮"，"滋兰之九畹"，"树蕙之百亩"，"畦留夷与揭车兮，杂杜蘅与芳芷"，"贯薜荔之落蕊"，"矫菌桂以纫蕙兮"，"朝饮木兰之坠露兮，夕餐秋菊之落英"，"户服艾以盈要兮，谓幽兰其不可佩"，"何昔日之芳草兮，今直为此萧艾也"，"椒又欲充夫佩帏"……这些不仅说明了当时香料的种类与利用方式，而且从"滋兰"、"树蕙"、"畦留夷与揭车"可知战国时期人们已将芳香植物移植栽种到园圃中。

　　亘古以来，香料在饮食调味、医药保健、熏衣化妆、香化环境、宗教祭祀等过程中一直充当重要的角色，衣中趣、酒中乐、茶中情、菜中味都离不开香味。从美食调味的大蒜、芫荽、胡椒、胡葱、辣椒、孜然、茴香、莳萝，到熏香观赏各唱主角的茉莉花、熏衣草、迷迭香、晚香玉、紫茉莉、夜来香；从救死扶伤的安息香、没药、乳香、砂仁、豆蔻、诃黎勒、番红花，到崇道礼佛的檀香、沉香、龙脑香、郁金香、栀子、丁香、肉豆蔻，它们给人们的日常生活增添了不少滋味,提供了不少帮助。

关于"香",中国文字中约有三十种称呼:"香之远闻曰馨,香之美曰馥,香之气曰馤",其他还有醷、馧、馥、馢、馘、馝、馞、馣、馧、馡、馛、馜、馤、馧等,它们表达了香的不同气息与特征。从文字对香的认可与包含程度,我们也可觉察出香在人们生活中的地位举足轻重。古人一般都爱用香比喻美好事物,例如,称呼从纯洁无瑕的女孩身上散发出的味道是"女儿香",形容五谷粮食是"黍稷馨香"。

王十朋有"十八香词"比喻君子或大丈夫:"异香牡丹称国士,温香芍药称冶士,国香兰称芳士,天香桂称名士,暗香梅称高士,冷香菊称傲士,韵香荼蘼称逸士,妙香蔷卜称开士,雪香梨称爽士,细香竹称旷士,嘉香海棠称俊士,清香莲称洁士,梵香茉莉称贞士,和香含笑称絜士,奇香腊梅称异士,寒香水仙称奇士,柔香丁香称佳士,阐香瑞香称胜士。"以香喻人,不仅作了比喻,还将芳香花草的特征与习性作了贴切的描述。

文人与"香"素有不解之缘。从洪刍、陈敬、叶庭珪、周嘉胄,到苏东坡、钱谦益、冒辟疆等文人,再到李师师、李清照、柳如是、陈圆圆、李香君等名媛,他(她)们的诗词歌赋、笔记小说将香料与日常起居生活紧密联系。李香君、柳如是等名媛还曾用香引领了一时的社会风尚,许多文人与名媛更是因"香"结缘。从他(她)们的文学作品中可以反映出:古代才子夜读必有红袖添香;养在深闺的佳人整日与香花、香炉、香粉、香脂、香露、书画、琴棋为伴;香花盛开的季节,香农歌叫于街头巷尾;钟鸣鼎食之家,必备香食、香药、香露;晨钟暮鼓之地,香烟缭绕,香火兴旺。用香渗透在中国人生活的方方面面,显得普通而平常。

历经几千年风风雨雨,"香"在社会生活中已演变成一种独特的文化,我们称之为"香文化"。香文化是文化之翘楚,渗透在其他文化之中,例如:芳香茶文化、宗教香文化。中国香文化是中华民族围绕各种香品制作、加工、调配与利用而逐渐形成的能够体现出民族精神、民族传统、民族美学、价值观念的一系列方法、习惯与制度,是汉民族世俗文化绚丽多彩的一部分。茶有"茶道",香也有"香道"。"香道"是一门生活美学,是一种以天然芳香原料作为载体,融自然科学与人文科学为一体,感受和美化自然生活,实现人与自然和谐，创造人的外在美与心灵美和谐的文化，通过"香"这个载体达到修身养性、陶冶情操的目的。这是中华民族的瑰宝，全人类的财富，属于文化遗产的范畴，具有不可再生性与脆弱性。

遗憾的是，香文化只属于安逸富足的生活。随着近代国力的衰弱，贵族阶层的消亡，香文化日渐退出贵族和文人的清闲生活，几乎处于灭绝的边缘。香文化这一纯粹而典雅的古老文化逐渐消失在人们的视野之外。

随着现代经济的发展，人们生活质量的提高，人们逐渐留意起老祖宗传下的文化财富，开始拾起那些诸如"茶道"、"花道"、"刺绣"、"木雕"、"曲艺"之类古老的文化精华，尽管有时表现得有点急功近利，甚至给人一种复古表演的感觉，但文化的传承需要一个过程来沉淀，没有意识、没有开始，就不会有结果。

香文化在近些年来也同样引起人们的关注。人们发现许多香料含有避虫、杀虫成分，对今天香化居住环境、进行植物保护具有借鉴价值。同时，中华食香文化源远流长。3600年前，商代宰相伊尹已总结出五味调和之事……《礼记》曾经论述，"人莫不饮食也，鲜能知口味也"。追求"出味、入味、提味、补味、矫味、赋味"的境界，力求饮食具有和谐的鲜美滋味，就是烹饪饮食的灵魂。"天礼之物，始于饮食"，可见烹饪饮食文化是人类文明之初，饮食中的香味文化也含于其中。饮食加工过程中利用古老的食品加香技术生产出的食物不仅口味好，可以防腐，而且具有一定的文化内涵，深受人们喜爱。

《说郛》提及："盖胭脂起自纣，以红蓝花汁凝作燕脂，以燕国所生故曰燕脂，涂之作桃红妆。"春秋战国时期美容在民间已经比较普遍。《楚辞》中有"粉白黛黑，唇施芳泽"，说明战国时期的女性已用黛修饰眉毛，用芳香光亮的香油来美化嘴唇。战国时期才子宋玉在《登徒子好色赋》中曾经勾画出一个理想中的美女形象："增之一分则太长，减之一分则太短；著粉则太白，施朱则太赤；眉如翠羽，肌如白雪；腰如束素，齿如含贝。"想来又有多少女子能有如此完美的形象，大多数的女子还是需要借助香妆品的修饰与遮掩才有可能达到这一标准。中国古代口脂、面脂、胭脂、香粉、藻豆、香泽（头油）、香露（香水）和眉黛等各种香妆品的使用、制作令令人关注。现代香料工业中一些加工技术就是对传统香料加工技术的继承。

"月色灯光满帝都，香车宝辇隘通衢"，展示了古代宫廷贵族、侯门富户芳香生活的一面。古人使用的熏香料包括篆香、香露浸香、线香、熏香煤、熏香饼、熏香球等。这些熏香料的使用又离不开辅料炭墼、香灰以及香炉等辅助熏香具的利用。香炉的质料包括铜器、陶器、瓷器、鎏金银器、掐丝珐琅、内填珐琅、画珐琅、竹木器以及玉石等器；其外形有博山形、火舍形、金山寺形、蛸足形、鼎形、兽形、三足形等；从功能来说，有随身携带的手炉；有置于香几的博山香炉、禽兽香炉、香筒、卧炉，有熏衣被的香球、香囊。与香炉配套使用的辅助熏香用具，有熏笼、香匕、香箸、香盛、香盒、香铲、香插、香夹、香盘、香壶、香几等。

香料属于气味芳香的药材。多数本草类书籍根据功能常将其分归于芳香化湿、活血行气、醒神开窍等类药物中。香料难以用四气五味理论解释药性、说明作用机理，因而又有芳香药性之说。归纳香药之功有：(1) 气香入脾，悦脾，醒脾；(2) 气香开胃，行胃气；(3) 气香透心；(4) 气香透骨，透膜；(5) 气香入络，透络，清络；(6) 气香利窍，宣窍，开窍；(7) 芳香燥湿化浊，开郁；(8) 芳香辟秽，逐秽，透邪；(9) 气香主散，能散邪，能泄气；(10) 气香上行，增进饮食，开发胸肺之气而宽畅胸膈，能引清阳之气而止痛；(11) 气香能和五脏，温养脏腑，调和卫气，宣通气机。可见古老香疗法博大精深，数百种中药方剂都是用香料配伍沿用至今，现代香疗技术是其延伸与扩大，且催生出一个新兴的香疗行业。

香料因其独特的魅力，人们始终没有停止过对香料的研究。丁谓《天香传》、洪刍《香谱》、陈敬《新纂香谱》、叶庭珪《名香谱》、周嘉胄《香乘》等古代文献都是对香料的专门研究，现代文献也多有涉及对香料的探讨，足以说明香料在古今人们生活中不可缺少。

《新纂香谱》，又称《陈氏香谱》，四卷，南宋陈敬撰，翔实记载了香品产地、宋代及以前社会用香概况、香药与熏香料配方、香料的收藏方法，收录了与香有关的文人创作。陈敬，史无传，仕履不详。四库本《新纂香谱》卷首有："河南陈敬子中编次"，知陈敬为河南人，字子中。《四库全书总目提要》据此云："敬字子中，河南人，其仕履未详，首有至治壬戌熊朋来序，亦不载敬之本末。"《陈氏香谱》成书于陈敬之子浩卿。浩卿过彭蠡湖，以其谱请钓者熊朋来作序。为序之至治壬戌（1322）时陈敬已卒，可推测陈敬活动时间约在南宋末至元之时。

《陈氏香谱》自元代刊刻以来，历经传抄与重雕，有四卷本与二卷残本流传，今传各本均有优劣与缺失，主要有四卷本之《陈氏香谱》四卷与适园丛书、铁琴铜剑楼收藏之《新纂香谱》二卷抄本。《新纂香谱》之名，初见于钱曾《读书敏求记》，云："《陈氏香谱》四卷。《新纂香谱》，河南陈敬子中编次，内府元人钞本。"《陈氏香谱》在流传过程中，为何另有《新纂香谱》之名？从内容可以发现，元至治年初刻之后，在传抄过程有补入、删除的现象。《新纂香谱》诸多香方有"补"、"新增"、"新"等小字注文，又改题"新纂"两字，说明此谱经后人有所增益。

《新纂香谱》以浩博见长，荟萃沈立、洪刍等十一家香谱精华为一书，集宋代以及宋代以前香料文献之大成。熊朋来序云："河南《陈氏香谱》自子中至浩卿再世乃脱稿，凡采洪、颜、沈、叶诸谱具在，此编集其大成矣……"洪、颜、沈、叶即洪刍、颜持约、沈立、叶庭珪。凡古今香品、香异、修制、印篆、凝和、佩熏、涂傅等香，及饼、煤、珠、药、茶，以至事类、传、序、铭、说、颂、赋、诗，《新纂香谱》一一具载，第一次提到蒸"末利、阇提、佛桑、渠那香花、大小含笑花、素馨花、麝香花、梅花、瑞香、酴醾、密友、栀子、木犀及橙橘花"之类南方香花，提取出的"香精"都可用来与其他香料合香。范晔《和香方》、颜持约《香史》、丁谓《天香传》、洪刍《香谱》、沈立《香谱》、叶庭珪《香录》等香文献专著都能在《新纂香谱》中找到其部分或全部的内容。

《新纂香谱》可补充《陈氏香谱》之阙漏，一有他书未见的洪刍香谱序、颜氏香史序、叶氏香谱序；二有"集会诸家香谱目录"，记录宋代十一家与香有关之专书，囊括官方编辑的武冈公库《香谱》、类书、医方与文人杂抄笔记；三有香方出处之注文，注明香方原始出处，可供辑佚；四有印篆香之插图，说明宋代分节气以香计时。另外，周嘉胄《香乘》成书于明崇祯十四年,因广辑《陈氏香谱》,故《新纂香谱》所缺三、四卷,可藉《香乘》佐校。

本书的整理点校遵循以下原则:

一、本书以清乾隆时期官方编辑《四库全书》收入《陈氏香谱》为底本,适园丛书本之《新纂香谱》为辅,参考周嘉胄《香乘》整理校点之。

二、本书分四卷,内容编排按原文、注释、译文、点评排列,对资料甚少的条目不强行臆测点评,对原文卷二、卷三、卷四中的一部分意义重要的条目进行了节选。

三、本书部分注释内容参考了《汉语大字典》、《中国历史地名大辞典》等工具书。

由于笔者知识水平有限,书中还存在不少问题,特请方家指正赐教!

在书稿付梓之际,感谢恩师惠富平教授的悉心指导,以及所有为本书编写付出过努力的老师、亲人和朋友!

严小青

2011年9月于南京邮电大学

原　序

香者，五臭之一①，而人服媚之②。至于为《香谱》，非世宦博物尝杭舶浮海者不能悉也③。河南《陈氏香谱》自子中至浩卿再世乃脱稿④，凡洪、颜、沈、叶诸谱具在此编⑤，集其大成矣。《诗》、《书》言香不过黍稷萧脂⑥，故香之为字从黍作甘。古者从黍稷之外，可焫者萧⑦，可佩者兰，可㔽者郁⑧，名为香草者无几，此时谱可无作。《楚辞》所录⑨，名物渐多，犹未取于遐裔也⑩。汉唐以来，言香者，必取南海之产，故不可无谱。

浩卿过彭蠡以其谱视钓者熊朋来俾为序⑪，钓者惊曰："岂其乏使而及我，子再世成谱亦不易。宜逡序者⑫，岂无蓬莱玉署怀香握兰之仙儒⑬？又岂无乔木故家芝兰芳馥之世卿⑭？岂无岛服夷言夸香诧宝之舶官⑮？又岂无神州赤县进香受爵之少府⑯？岂无宝梵琳房闻思道韵之高人？又岂无瑶英玉蕊、罗襦苧泽之女士⑰？凡知香者，皆使序之。若仆也⑱，灰钉之望既穷⑲，熏习之梦久断，空有庐山一峰以为鈲⑳，峰顶片云以为香，子并收入谱矣。"

每忆刘季和香僻㉑，过鈲熏身，其主簿张坦以为俗㉒。坦可谓直谅之友，季和能笑领其言，亦庶几善补过者。有士于此如荀令君至人家㉓，坐席三日香。梅学士每晨袖覆鈲㉔，撮袖以出，坐定放香，是富贵自好者所为，未闻圣贤为此，惜其不遇张坦也。按：《礼经》："容臭者童儒所佩，茞兰者妇辈所采㉕，大丈夫则自流芳百世者在。"故魏武犹能禁家内不得熏香㉖，谢玄佩香囊则安石患之㉗。然琴窗书室不得此谱，则无以治鈲熏。至于自熏知见抑存乎其人，遂长揖谢客鼓棹去㉘，客追录为香谱序，至治壬戌兰秋彭蠡钓徒熊朋来序㉙。

【注释】

①五臭：羶、薰、香、腥、腐。另据《吕氏春秋通诠》，五种气味也作：膻、焦、香、腥、朽，"五行配五臭"：膻属木、焦属火、香属土、腥属金、朽属水。

②服：使用，佩带。媚：喜爱。

③博物：知道许多事物。尝：经历。

④子中：陈敬的字。浩卿：陈敬的儿子。

⑤洪、颜、沈、叶：即洪刍、颜持约、沈立、叶庭珪，中国古代几部香料专著文献的作者。

⑥黍：古代专指一种子实叫黍子的一年生草本植物，叶子线形，子实淡黄色，去皮后叫黄米，其子实煮熟后有黏性，可以酿酒、做糕等。稷（jì）：我国古老的食用作物，即粟，一说为不黏的黍，又说为高粱。萧：艾蒿。脂：动植物所含的油脂。

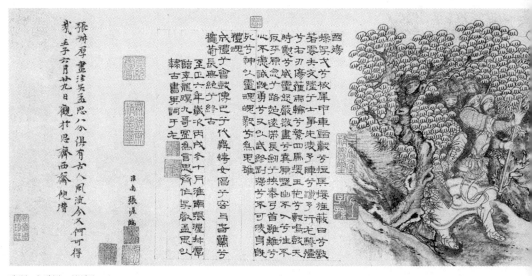

张渥《九歌图》（局部）

⑦焫（ruò）：点燃，焚烧。

⑧鬯（chàng）：用黑黍和郁金酿成的一种色黄而香的酒，是古代祭祀、宴饮用的香酒，在商周时期用作敬神和赏赐，后来人们一直将郁金称为"鬯草"，意为制作香酒的草，而酿酒的人则被称为"鬯人"。郁：郁金。

⑨《楚辞》：又称"楚词"，主要作者是战国时期诗人屈原（前340—前278），他创作了《离骚》、《九歌》、《九章》、《天问》等作品。作品运用楚地（今两湖一带）的文学样式、方言声韵，叙写楚地的山川人物、历史风情。在屈原影响下，楚国又产生了宋玉、唐勒、景差等楚辞作者。西汉刘向把屈原、宋玉、王褒、贾谊、淮南小山、东方朔、严忌等人的仿骚辞赋以及自己的作品《九叹》编辑成集，名《楚辞》，是骚体类文章的诗歌总集。

⑩遐裔：边远之地。

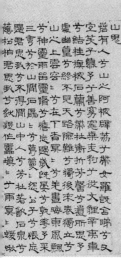
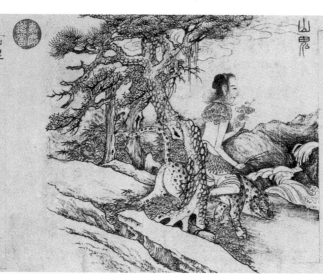

⑪彭蠡：即彭蠡湖，一说为鄱阳湖古称。鄱阳湖在古代有彭蠡湖、彭蠡泽、彭泽、彭湖、扬澜、宫亭湖等多种称谓，还有人认为是星子县东南鄱阳湖的一部分。鄱阳湖位于江西境内，为中国第一大淡水湖，也是生物多样性非常丰富的世界六大湿地之一。熊朋来（1246—1323）：字与可，自号彭蠡钓徒，又号天慵，豫章（今江西丰城）人，为《陈氏香谱》作序之人。俾（bǐ）：使，把。

⑫遴（lín）：选择。

⑬蓬莱：又称"蓬壶"，神话中渤海里仙人居住的三座神山之一（另两座为方丈、瀛洲）。署：公署，官署，办理公务的机关。

⑭乔木故家：又称"乔木世家"，指贵族世家。乔木，代指贵族、高官。乔，高。世卿：世代高级官员。

⑮岛：江、湖、海洋中被水所包围而比大陆要小的一片陆地，这里指海外他国之地。夷：我国古代对东部各民族的统称，后来蔑指中原以外的各族。诧：夸耀。舶（bó）官：古代指海关官员。

⑯神州赤县：古时称中国为"赤县神州"（见于《史记·孟子荀卿列传》），后用"神州"做中国的别称。少（shào）府：古代官名，唐代为县尉的通称。

⑰罗襦（rú）：轻软的丝织衣服。芗（xiāng）：古书上指用以调味的紫苏之类的香草。

⑱仆：古时男子谦称自己。

⑲灰钉：石灰和铁钉，用作敛尸封棺，借指身死。

⑳鈩（lú）：一种小口的盛酒瓦器，此处指香炉。

㉑刘季和：西晋镇南将军。

㉒主簿：古代各级主官属下掌管文书、簿籍及印鉴的佐吏。

㉓荀令君：荀彧（163—212），曹操帐下首席谋臣，官拜尚书令，人称荀令。注重仪容，风度翩翩，有美男子之称。荀令好熏香，身上香气，可闻百步。所坐之处，香气三日不散，成为世人的美谈和效仿的对象。《襄阳记》载："荀令君至人家，坐处三日香。"

㉔梅学士：梅询（964—1041），字昌言，宣州宣城（今属安徽）人，北宋著名诗人梅尧臣的叔叔，入为翰林侍读学士，拜给事中，知审官院，史称"少好学，有才辨，为官勤于政事，关心民瘼"，性喜焚香，时人谓"梅香"。

㉕芷（zhǐ）：一种香草，即"白芷"。

㉖魏武：即魏武帝曹操。曹操（154—220），字孟德，沛国谯（今安徽亳州）人，军事家、政治家、诗人，三国时期魏国的主要缔造者，后为魏王。其子曹丕称帝后，追尊他为魏武帝。

㉗谢玄（343—388）：东晋名将。字幼度，陈郡阳夏（今河南太康）人，谢奕之子，谢安之侄。有经国才略，善于治军。21岁时为大司马桓温的部将，后官至都督徐、兖、青、司、冀、幽、并七州诸军事。安石：谢安（320—385），字安石，东晋名士、宰相，浙江绍兴人，祖籍陈郡阳夏（今河南太康）。大名士谢尚从弟，少以清谈知名，初次做官仅月余便辞职，之后隐居在会稽郡山阴县（今绍兴）东山的别墅里，期间常与王羲之、孙

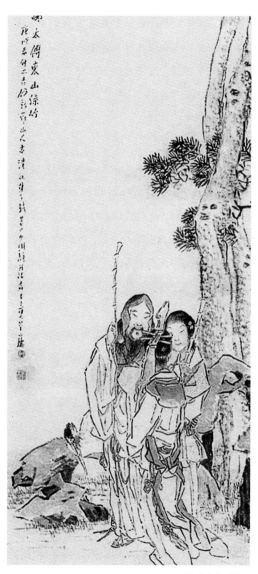

谢太傅东山丝竹图

绰等游山玩水并且承担着教育谢家子弟的重任，四十余岁谢氏家族朝中人物尽数逝去，乃东山再起，后官至宰相，成功挫败桓温篡位。

㉘揖（yī）：拱手行礼。鼓棹（zhào）：亦作"鼓櫂"，划桨。

㉙至治：元英宗硕德八剌的年号，1321—1323年。壬戌：干支，即1322年。兰秋：夏历七月。

【译文】

香是五臭之一，人们喜爱佩带它。只有博闻的世代官宦之人或有航海经历的人才能撰写《香谱》。河南《陈氏香谱》自陈敬到他儿子陈浩卿之时才成稿，洪刍、颜持约、沈立、叶庭珪等人的《香谱》都被收录其中，是集大成之作。《诗》、《书》言香不过黍、稷、萧、脂，所以香字从黍作甘，表示谷物之香。古代除了黍稷之外，可以焚烧的是萧，可佩戴的是兰香，可以酿酒的是郁金，名为香草的几乎没有，此时无《香谱》可作。战国时期屈原的《楚辞》所录名物渐多，仍然没有边远之地的名物。汉唐以来，提到"香"，就想到香是南海之产，所以不可无谱。

陈浩卿过彭蠡湖，请钓者熊朋来为《香谱》作序，熊朋来惊讶道："怎么会找到我作序呢？父亲写的东西由儿子刊印成谱，着实不易。适宜写序的人，怎能没有住在蓬莱仙境中怀香握兰的仙人、贵族世家用香成癖的皇亲贵胄，以及穿岛民之衣、操蛮夷之言、炫香耀宝的海关官吏、因为进贡香料而受封晋爵的官员、拥有美玉装饰屋宇的物外高人，还有佩带美玉、穿着丝织衣服、抹着香泽的女士？凡是懂香的人，都可以作序。就像我，眼看已到晚年，早已断了熏香的习惯，只是空有一顶香炉，偶尔点香，也被您一并收入了谱中。"

每想起西晋镇南将军刘季和有香癖，因喜爱用香炉熏香身体，他的主簿张坦说他是个俗人。张坦可以算得上是个直言之人，季和能笑领其言，也差不多是个善于补过的人。汉魏时的荀令君也是这样的人，他到人家去，坐过的席位，香味三日不散。宋代的梅学士，每天早晨焚香，以公服罩之，再抓撮住两袖出门办公，坐定后撒开两袖放香，这是富贵者所为，从来没有听说过圣贤之人会这么做，可惜他没有遇到张坦这样能直言的人。按：《礼经》

所言:"香囊应是小孩、术士所佩带,茝兰之香应是妇辈所采,大丈夫不用香也自会流芳百世。"所以魏武帝下令家中禁止熏香,谢玄佩带香囊,他的叔叔谢安担心他会玩物丧志。但是琴书之室中若没有此香谱,就没有整理香炉的办法。至于我熏香的见解,或许其他人也知道,于是拱手行礼准备划桨离去,但陈浩卿追来要我为香谱作序,我就在至治壬戌七月为此谱作序。

【点评】

熊朋来(1246—1323),字与可,自号彭蠡钓徒,又号天慵,豫章(今江西丰城)人,为《陈氏香谱》作序之人。熊朋来为宋咸淳甲戌(1274)登进士第四人,授从事郎,宝庆府金书判官厅公事,不及仕而国运终。元世祖初得江南,尽求宋之遗士用之,尤重进士,但朋来不肯入朝做官,隐处州里授生徒,往来士子求教受业不绝,受学者常百数十人,取朱子小学书提要领以示之,学者家传其书几遍天下,为东南大儒。从《陈氏香谱》原序可知,陈敬、陈浩卿父子与熊朋来并无深交。陈浩卿以其父所辑《香谱》求见熊朋来,朋来以成谱不易、琴窗书室不得此谱则无以治钷熏的立场为之作序。

番沉香、檀香、龙脑香、乳香等香料中国不产,古时主要通过朝贡贸易的方式传入,属于昂贵的奢侈物,主要为皇亲贵族所用,用香成为高贵身份的象征。魏武帝曹操尽管生前禁止家中用香,但在临终前还是吩咐把香料分给诸位夫人。西晋镇南将军刘季和用香成癖,上完厕所也要熏香,他的主簿张坦说,人家都说你是俗人,果然不假。他辩解说,我远不及汉魏时"坐处三日香"的荀彧,为何要责备我呢?后世以"荀令香"或"令君香"形容男子风流倜傥。南朝张正见《艳歌行》:

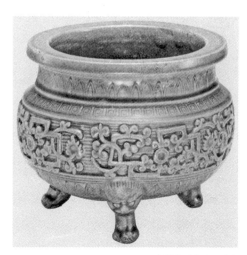

元耀州窑缠枝莲纹香炉

"满酌胡姬酒，多烧荀令香"；王维诗："遥闻待中佩，暗识令君香"，说的就是此香。

宋时经济倚重东南，海上香料贸易繁荣，大量域外香料传入，从宫廷到民间用香成风。除了饮食、熏香之外，还出现了许多主要以香料配伍的药方。当时宰相丁谓、学士梅询、转运使叶庭珪、名士洪刍等人都嗜好香料，并著书立说。丁谓《天香传》、洪刍《香谱》、叶庭珪《香录》、陈敬《香谱》等香料文献专著在此时大量涌现，中国传统芳香文化在宋时逐渐定型。

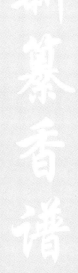

卷一

新纂香谱

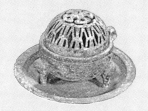

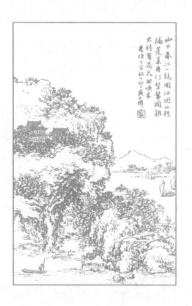

山下春江一統開江迴山稜
隔蓬菜舟行芳菲閒艇
大時有亮花似映來
光信丁亥秋日與ム得

《香品举要》云①："香最多品类出交广、崖州及海南诸国②。"然秦汉以前未闻，惟称兰蕙椒桂而已③。至汉武奢广④，尚书郎奏事者始有含鸡舌香⑤，其他皆未闻。迨晋武时⑥，外国贡异香始此。及隋，除夜火山烧沉香、甲煎不计数⑦，海南诸品毕至矣。唐明皇君臣多有沉、檀、脑、麝为亭阁⑧，何多也。后周显德间⑨，昆明国又献蔷薇水矣⑩。昔所未有，今皆有焉。然香者一也，或出于草，或出于木，或花，或实，或节，或叶，或皮，或液，或又假人力而煎和成。有供焚者，有可佩者，又有充入药者。

【注释】

①《香品举要》：作者及文献年代今已无法考证。

②交广：即交州、广东一带。交州包括今越南中部和广西一部分，有时还包括广东、海南。崖州：梁大同中，置崖州于废儋耳之地，即今儋州。海南诸国：据《南史》卷七十八，"大抵在交州南及西南大海洲上，相去或四五千里，远者二三万里，其西与西域诸国接"。当时交州治所在今越南河内，辖境相当于今越南北部与中部，这里的"海南"指今越南中部以南直至南海西南沿岸地区。

③兰：兰香。蕙：蕙草。椒：花椒。桂：桂枝，桂皮。

④汉武：即汉武帝刘彻（前156—前87），汉朝第七位皇帝。在位期间数次大破匈奴、吞并朝鲜、遣使出使西域，开拓了汉朝最大版图。但因为连年征战，导致民生凋敝，在位晚年发生农

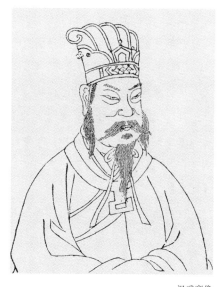

汉武帝像

民起义。奢广：奢侈，浩大。

⑤鸡舌香：丁香。

⑥迨（dài）：等到。晋武：即晋武帝司马炎（236—290），晋朝开国君主。

⑦甲煎：香料名。以甲香和沉香、麝香诸香料制成，可作口脂及焚爇，也可入药。南朝宋刘义庆《世说新语·汰侈》："石崇厕，常有十余婢侍列，皆丽服藻饰，置甲煎粉、沉香汁之属，无不毕备。"北周庾信《镜赋》："朱开锦蹻，黛蘸油檀，脂和甲煎，泽渍香兰。"陈藏器曰："甲煎，以诸药及美果花烧灰和蜡治成，可作口脂。"唐李商隐《隋宫守岁》诗："沉香甲煎为庭燎，玉液琼苏作寿杯。"明李时珍《本草纲目》："甲煎，以甲香同沉麝诸药花物治成，可作口脂及焚爇也。"

⑧唐明皇：李隆基（685—762），712年至756年在位，唐睿宗李旦第三子，母窦德妃。庙号"玄宗"。

⑨后周显德：显德（954—960）是后周太祖郭威开始使用的年号，后周世宗柴荣即位后沿用，后周恭帝柴宗训即位后继续沿用。南唐元宗李璟于显德五年（958）开始用后周显德年号纪年，直至960年后周灭亡。

⑩昆明国：今云南东北部。前3世纪，楚国大将庄蹻进入滇池地区，建立滇国。滇池又称昆明湖或昆明池。因此，滇国大概就是昆明国。蔷薇水：宋朝蔡绦《铁围山丛谈》卷五："旧说蔷薇水乃外国采蔷薇花上露水，殆不然，实用白金为甑，采蔷薇花蒸气成水，则屡采屡蒸，积而为香，此所以不败，但异域蔷薇花气馨烈非常，故大食国蔷薇水虽贮琉璃缶中，蜡密封其外，然香犹透彻闻数十步，洒著人衣袂，经十数日不歇也。"

【译文】

《香品举要》载："交广、崖州以及交州以南至南海西南沿岸地区的海南诸国出产的香料品类最多。"然而秦汉以前没有听说过，中原地区只有兰香、蕙草、花椒、香桂。到汉武帝时，社会风气奢侈铺张，尚书郎奏事始有含鸡舌香，但其他都没听说过。及至晋武帝时，外国开始朝贡异香。隋时，炀帝在除夕夜烧沉香、甲煎不计其数，海南诸香料品种都用到了。唐明皇君臣多有用沉香、檀香、龙脑香、麝香做芳香亭阁。后周显德年间，昆明国又进献蔷薇水。以前没有的香料，如今都有了。香料基本是取于草、或木、或花、或实、或节、或叶、或皮、或液、或者是用人工煎熬调和而成。可供焚香、熏佩，以及药用。

【点评】

广东、广西、海南以及越南中部以南至南海西南沿岸一带出产香料，其种类及数量最多。但是在秦汉以前，广东、广西、海南等地属于蛮荒瘴重之地，中原与这些地区鲜有往来，加上当时中原地区处于诸侯争霸、疆域未统一状态，所以当时中原人对两广、海南地区认识很少，更不可能了解这些地方盛产的香料。当时中原的香料主要是兰香、蕙草、花椒、香桂、白芷、艾蒿、薄荷、小蒜、姜、韭、薤等本土植物。

汉元鼎（前116—前111）中，遣伏波将军路博德开百越，置日南郡，两广、海南地区才与中原正式交往。自汉武帝以后，不仅广东、广西朝贡土沉香、降真香等香料，包括扶南、天竺、安息、大食在内的南海诸国都遣使到中原朝贡特产香料、珠宝等物。沉香、檀香、龙脑香、乳香、安息香、蔷薇水、丁香、排草、茉莉等域外香料开始传入中土。蔷薇水的传入，还给中原人民带来了蒸馏提香的概念。

因为稀少，这些域外传入的香料在当时价格昂贵，比如出现了"一片万钱"的海南沉香，用香成为一种时尚与高贵身份的象征。崇神的汉武帝，每到农历七月七日，就修缮宫廷，燔百和之香，张云锦之帷，燃九光之灯，列玉门之枣，酌葡萄之酒，等待西王母的到来，希望能在气味氤氲的氛围中与西王母相会。用沉檀之香做亭台楼阁的更是不计其数。与金银珠宝一样，香料也是宫廷赏赐大臣的主要物品。

香　品

龙脑香①

《唐本草》云②："出婆律国③，树形似杉木，子似豆蔻，皮有甲错。婆律膏是根下清脂，龙脑是根中干脂，味辛香入口。"段成式云④："亦出波斯国，树高八九丈，大可六七围，叶圆而背白，无花实。其树有肥瘦，瘦者出龙脑香，肥者出婆律膏。香在木心中，婆律断其树剪取之，其膏于木端流出。"《图经》云⑤："南海山中亦有此木。唐天宝中交趾贡龙脑，皆如蝉蚕之形。彼人言有老根节方有之，然极难，禁中呼瑞龙脑。带之衣衿⑥，香闻十余步。"今海南龙脑多用火煏成片⑦，其中容伪。陶隐居云⑧："生西海婆律国，婆律树中脂也，如白胶香状，味苦辛，微温无毒，主内外障眼，去三虫、疗五痔，明目、镇心、秘精。又有苍龙脑，主风疹黔面⑨，入膏煎良，不可点眼。其明净如雪花者善久，经风日或如麦麸者不佳。宜合黑豆、糯米、相思子，贮之瓷器内则不耗。"

今复有生熟之异。称生龙脑即是所载是也，其绝妙者曰梅花龙脑。有经火飞结成块者谓之熟龙脑，气味差薄，盖益以他物也。叶庭珪云⑩："渤泥、三佛齐亦有之⑪，乃深山穷谷千年老杉树枝干不损者。若损动则气泄，无脑矣。其土人解为板，板傍裂缝，脑出缝中，劈而取之。大者成片，俗谓之梅花脑。其次谓之速脑。速脑之中又有金脚，其碎者谓之米脑。锯下杉屑与碎脑相杂者，谓之苍脑。取脑已净，其杉板谓之脑本，与锯屑同捣碎，和置瓷盆内，以笠覆之⑫，封其缝，热灰煨煏⑬，其气飞上，凝结而成块，谓之熟脑，可作面花、耳环、佩带等用。"又有一种如油者，谓之脑油，其气劲于脑，可浸诸香。陈正敏云⑭："龙脑出南天竺⑮，木本，如松，初取犹湿，断为数十块尚有香，日久木干，循理拆之，其香如云母者是也。与中土人取樟脑颇异。"今案：段成式所述与此不同，故两存之。

【注释】

①龙脑香：古名冰片、龙脑香、龙脑冰片、脑子、瑞龙脑、梅花脑子、梅花片脑、片脑、梅花脑、冰片脑、梅片、梅冰、老梅片、梅花冰片、羯布罗香等。

②《唐本草》：又称《新修本草》，共载药850种，对每味药物的性味、产地、采收、功用和主治都作了详细介绍。唐高宗显庆四年（659）由唐代李绩、苏敬等22人集体编撰，官府颁行，是国家颁定药典的创始，也是世界上最早的药典。

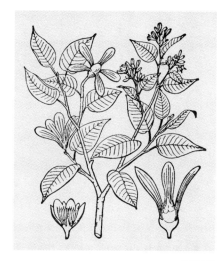

龙脑香树

③婆律国：今文莱的加里曼丹岛。加里曼丹岛也译作婆罗洲岛，分属于马来西亚、文莱及印尼。

④段成式（803—863）：字柯古，晚唐临淄（今山东邹平）人，唐代文学家。官至太常少卿，博学强记，能诗善文，在文坛上与李商隐、温庭筠齐名，号称"三十六"（段、李、温均排行十六）。

⑤《图经》：《唐本草》原指《本草》、《药图》、《图经》三部分文献。《本草》讲药物的性味、产地、采制、作用和主治等内容，《药图》描绘药物的形态，《图经》是《药图》的说明文。《图经》和《药图》原著早已失传。《图经》现在只有辑本，图多保存在现存的《重修政和经史证类本草》里。《本草》这一部分，宋以后不再流传，如今只有残

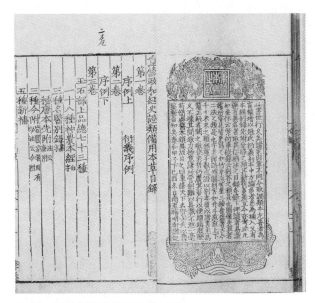

元刻本《重修政和经史证类备用本草》书影

卷本，其内容绝大部分保留在后世本草中，我们现在所说的《唐本草》实际就单指《本草》这一部分内容。

⑥衿（jīn）：古代服装下连到前襟的衣领。

⑦煏（bì）：用火烘干。

⑧陶隐居：陶弘景（452—536），字通明，丹阳秣陵（今江苏江宁）人，因长期隐居自号华阳陶隐居。他生于南朝宋元嘉二十九年（452），卒于梁大同二年（536），经历了南朝的宋、齐、梁三个朝代，终年八十五岁。陶弘景在医药方面的最大贡献，是对《神农本草经》进行整理。他从自己的《名医别录》中选出365种新品种附入《神农本草经》，使原书的品种数增加到730种，并予以一一订正、调整、分类注释，编成《本草经集注》一书。

⑨黚（gǎn）面：脸色黑。

⑩叶庭珪：字嗣忠，福建瓯宁县（今建瓯）人，一说崇安人。北宋政和五年（1115）进士，绍兴十八年（1148）以兵部郎中知泉州军州事，绍兴十九年（1149）夏在泉州编成《海录碎事》。绍兴二十一年（1151），他在任泉州军州事兼泉州市舶司提举时撰《香录》，后来将《香录》收入《海录碎事》。

⑪渤泥：加里曼丹岛北部文莱一带的古国，史称勃泥、佛泥、婆罗。三佛齐：中国唐代古籍又称室利佛逝、佛逝、旧港。在其鼎盛时期，势力范围包括马来半岛和巽他群岛的

大部分地区。

⑫笠：竹篾编成的笠形覆盖物。

⑬煨（wēi）：烘干。

⑭陈正敏：生卒年不详，自号遁翁，延平（今福建）人。著有《遁斋闲览》、《剑溪野语》。

⑮天竺：古代中国以及其他东亚国家对当今印度和其他印度次大陆国家的统称。天竺历史上相继出现了四大帝国：孔雀帝国、笈多帝国、德里苏丹国和莫卧儿帝国。

【译文】

《唐本草》载："产于婆律国，树形似杉木，子似豆蔻，皮有指甲一样的硬壳。婆律膏是树根下的清脂，龙脑是树根中的干脂，入口味道辛香。"段成式称："波斯国也有此香，树高八九丈，大可六七围，叶圆而背白，不开花结果。其树有肥瘦，瘦的出龙脑香，肥的出婆律膏。香在木心中，断其树并剪取，婆律膏就会从木端流出。"《图经》载："南海山中也有此木。唐天宝中交趾贡龙脑，形如蝉蚕。他们说树有老根节才有此脑，但很少有此树，宫中称其为瑞龙脑。戴在衣领上，十步之外能闻到香味。"今海南龙脑多用火烘干成片，其中真伪相杂。陶隐居称："龙脑生西海婆律国，就是婆律树的树脂，如白胶香状，味苦辛，微温无毒，能治白内障，杀三虫、疗五痔，明目、镇心、秘精。又有苍龙脑，治风疹、面黑，入膏煎好，不可碰到眼中。其明净如雪花者耐存放，经风日或如麦麸者不好。与黑豆、糯米、相思子一起放在瓷器中贮存，则不耗泄香气。"

今龙脑香有生熟之不同。生龙脑就是此文所载录的，其最上乘的被称为梅花龙脑。经火飞结成块的称为熟龙脑，气味比生龙脑淡，可益于其他东西。叶庭珪称："渤泥、三佛齐也有龙脑，就是深山穷谷中千年老杉树枝干不损之木。若有坏损则气泄就没有龙脑了。当地人拆为板状，板顺着裂缝，缝中就有龙脑香，把板劈开取之。大的成片，俗称梅花。其次称为速脑。速脑之中又有金脚，其碎者称为米脑。锯下杉屑与碎脑相杂，称之为苍脑。龙脑香取完，其杉板称为脑本，与锯屑一同捣碎并放入瓷盆中，用竹篾编成的笠形覆盖物盖上，封住缝隙，用热灰烘烤，其脑气飞到覆盖物上，凝结成块，称之为熟脑，可做面花、耳环、佩带之用。"又有一种如油者，称为脑油，其气比脑片更有劲，可浸诸香。陈正敏称："龙脑出南天竺，木本，如松树，取脑之初树木还比较潮湿，把木断为数十块仍有香气，日久木干，按木头纹理拆解，其形如云母的就是龙脑。与中原人取樟脑的方法不同。"今按：段成式所述与此不同，所以二者都保留。

【点评】

龙脑香树，乔木，花芳香，分布于东半球热带地区，除非洲热带产2属外，以加里曼丹、马来半岛和菲律宾最多，多生长在热带、亚热带地区，外形类似杉树，树体粗大高耸，一般都能高达四五十米以上，直径也有两三米的。中国有5属约12种，产云南、广西、广东三省区南部及西藏东南部。龙脑香是龙脑香科植物龙脑香树的树脂凝结形成的一种近于白色的结晶体，古代称之"龙脑"，以示其珍贵。隋唐以后，出产龙脑的波斯、大食等国从海上丝绸之路把龙脑香带到中国朝贡给皇帝。

天然龙脑晶体多形成于树干的裂缝中，即所谓"板傍裂缝，脑出缝中"。体积小的为细碎颗粒，大的为薄片状，如陈正敏所称："其香如云母者是也"，以片大整齐、香气浓郁、无杂质者为佳。龙脑树的树脂丰富，凿开树干或树枝就能引出树脂，古称"膏香"、"婆律膏"。如用铁凿在树干上打一个小凹坑，用火点，立即就会燃烧，几分钟后，树干中的油汁就会往下淌，很快就流满小凹坑。古人就已知道用加热蒸馏的方法（火煏成片）从龙脑树的木材中提取晶体，此晶体称为"熟脑"。中医使用的冰片，就是龙脑树的干燥树脂（古称"龙脑"），或从液态树脂（婆律膏）或龙脑木中蒸馏提取的白色晶体。

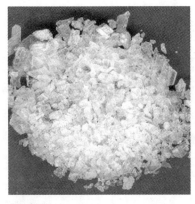

龙脑香冰片

唐玄宗天宝年间（742—756），交趾国进贡如蝉蚕形的瑞龙脑香，但皇帝只赐给杨贵妃十枚，贵妃就用这龙脑香熏衣，其香气能达十余步远。夏日的一天，皇帝与亲王对弈，令乐工贺怀智独弹琵琶，贵妃立于局前观棋，结果"风吹贵妃领巾于贺怀智巾上，良久回身方落"。贺怀智回家后觉得满身香气异常，就解下幞头存放在锦囊中。平息安史之乱后，明皇回宫，追思贵妃不已，贺怀智把所保存的幞头献上，并将之前发生的事情奏明，皇帝泣曰："此瑞龙脑香也。"

龙脑香与沉香、檀香、麝香并称为四大香中圣品，是密宗五香之一（沉香、檀香、丁香、郁金香、龙脑香），被广泛用于各种合香，佛事用香，传统徽墨调香。龙脑香气味辛、苦、微寒、无毒。西双版纳傣族寺院的僧人视龙脑香为"神树"，为"树中之宝"，他们常用龙脑香点佛前的"长明灯"，也用这种油脂熬制被誉为"龙涎香"的傣家"圣药"，意思是从龙的嘴里流出来的唾液凝聚而成，可治百病。历代医家将龙脑归于"芳香开窍"类药材，用此香治目翳、风热上攻头目、中风牙闭、牙齿疼痛、内外痔疮。

苏轼《子由生日以檀香观音像及新合印香银篆盘为寿》："旃檀婆律海外芬，西山老脐柏所熏"，陆游《秋日焚香读书戏作》："婆律一铢能敌国，水沉盈握有兼斤"，赞美的就是此香。

婆律香[1]

《本草拾遗》云[2]："出婆律国，其树与龙脑同，乃树之清脂也，除恶气，杀虫蛀。详见龙脑香。"

【注释】

①婆律香：即龙脑香，也叫冰片。

②《本草拾遗》：唐开元二十九年（741）陈藏器编著，原著早已散佚。陈藏器认为《神农本草经》问世以后，虽有陶弘景、苏敬等注解、修订、补充，但仍有被遗漏而未载于本草的药品，"故别为序录一卷，拾遗六卷，解纷三卷，总曰《本草拾遗》，共十卷"。

拾遗部分共收载药物692种。《证类本草》引用本书所载的药物有447种,《本草纲目》引用本书所载的药物有368种。

【译文】

《本草拾遗》云:"婆律香,出婆律国,其树与龙脑同,是树之清脂,能除恶气,灭蛀虫。具体情况见龙脑香。"

【点评】

婆律香即龙脑香,因婆律国盛产此香而得名。

沉水香

《唐本草》云:"出天竺、单于二国①,与青桂、鸡骨、栈香同是一树。叶似橘,经冬不凋。夏生花,白而圆细。秋结实,如槟榔,其色紫似葚而味辛②。疗风水毒肿,去恶气。树皮青色,木似榉柳③,重实,黑色,沉水者是。"

今复有生黄而沉水者谓之蜡沉,又有不沉者,谓之生结④,即栈香也。

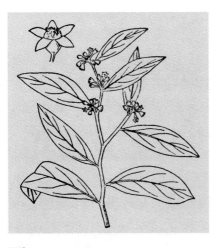

沉香

《拾遗·解纷》云⑤:"其树如椿⑥,常以水试乃知。"叶庭珪云:"沉香所出非一,真腊者为上⑦,占城次之⑧,渤泥最下⑨。真腊之真又分三品:绿洋最佳,三泺次之,勃罗间差弱⑩。而香之大概生结者为上,熟脱者次之;坚黑为上,黄者次之。然诸沉之形多异而名亦不一。有状如犀角者,如燕口者,如附子者,如梭者,是皆因形为名。其坚致而文横者谓之横隔沉。大抵以所产气色为高,而形体非所以定优劣也。"绿洋、三泺、勃罗间皆真腊属国。《谈苑》云[11]:"一树出香三等,曰沉、曰栈、曰黄熟。"

《倦游录》云[12]:"沉香木,岭南濒海诸州尤多[13],大者合抱,山民或以为屋、为桥梁、为饭甑[14],然有香者百无一二。盖木得水方结,多在折枝枯干中,或为栈、或为黄熟。自枯死者谓之水盘香。高、窦等州产生结香[15],盖山民见山木曲折斜枝,必以刀斫成坎[16],经年得雨水渍,遂结香,复锯取之,刮去白木,其香结为斑点,亦名鹧鸪斑,沉之良久。在琼崖等州[17],俗谓之角沉,乃生木中取者,宜用熏裛[18]。黄沉,乃枯木中得者,宜入药。黄腊沉尤难得。"按《南史》云:"置水中则沉,故名沉香。浮者,栈香也。"

陈正敏云:"水沉,出南海[19],凡数重,外为断白,次为栈,中为沉。今岭南岩高峻处亦有之,但不及海南者香气清婉耳。"诸夷以香树为槽而饲鸡犬[20],故郑文宝诗云:"沉檀香植在天涯,贱等荆衡水面槎。未必为槽饲鸡犬,不如煨烬向高家[21]。"今按:黄腊沉,削之自卷,啮之柔韧者是[22]。余见第四卷《丁晋公天香传》中。

【注释】

①天竺:古代中国以及其他东亚国家对当今印度和其他印度次大陆国家的统称。单于:古匈奴国之一。

②葚(shèn):桑树结的果实。

③榉(jǔ)柳:落叶乔木,木材轻软,可制箱板、火柴杆等,树皮可取纤维制绳索,种子可榨油。

④生结:指通过人为手段使香树受伤,然后分泌树脂结出的香,或因动物、自然灾害导致香树受伤而结香。与"生结"相对的是"熟结"。"熟结"是没有通过外力使香树受伤而结香,按《香乘》描述:"熟结"是香树因为自身病变而引起树脂分泌导致结香。

⑤《拾遗·解纷》：即唐陈藏器《本草拾遗·解纷》。

⑥椿（chūn）：落叶乔木，嫩枝叶有香味，可食。

⑦真腊：又名占腊，是中国史书中对中南半岛吉蔑王国的称呼。真腊国很早就出现在中国史书的记载之中，《后汉书》称为"究不事"，《隋书》始称"真腊"，《唐书》改称为"吉蔑"、"阁蔑"，宋承隋代亦称"真腊"（又作真里富），元朝则又称"甘勃智"，明前期称"甘武者"，明万历后称"柬埔寨"。

⑧占城：印度支那古国。位于印度支那半岛东南沿海地带，北起今越南河静省的横山关，南至平顺省潘郎、潘里地区。王都为因陀罗补罗（今茶荞）。中国古籍称其为象林邑，简称林邑，从8世纪下半叶至唐末，改称环王国。五代又称占城。据当地发现的国碑铭，始终自号占婆。

⑨渤泥：加里曼丹岛北部文莱一带的古国。中国史籍称其为勃泥、佛泥、婆罗。

⑩"绿洋"几句：绿洋、三泺（luò）、勃罗间，真腊属国。

⑪《谈苑》：宋人孔平仲撰。孔平仲，字义甫，新喻（今江西新余）人，治平二年（1065）进士。《谈苑》是一部以记载北宋及前朝政事典章、人物轶闻为主的史料笔记，同时兼涉社会风俗和动植物知识。

⑫《倦游录》：或称《倦游杂录》，宋人张师正撰，所记多士大夫的遗闻琐事及风物人情，亦兼及辞章典故。张师正，一名思政，字不疑，襄国（今河北邢台）人，宋仁宗嘉祐前后在世，二十岁擢甲科，得太常博士，治平三年（1066）为辰州帅，熙宁十年（1077）为鼎州帅。因为"仕不得志"，书中每每流露出一种对人事的揶揄，虽在序中表明只"书善恶而不敢褒贬"，但褒贬之意却常在字里行间流出。

⑬岭南：湖南、江西南部和广西、广东北部交界处的越城岭、都庞岭、萌渚岭、骑田岭、大庾岭称为五岭，五岭以南地区则被称为岭南，它包括今天广东、广西、海南一带，亦称"岭外"、"岭表"。

⑭甑（zèng）：古代炊具，底部有许多透蒸气的小孔，放在鬲上蒸煮食物。

⑮高、窦：即高州、窦州。高州位于今广东西南部，史称潘州，是古代粤西的政治、经济以及文化中心。窦州位于今广东信宜镇隆镇。

⑯斫（zhuó）：用刀、斧等砍。

⑰琼崖：今海南岛。

⑱裛（yì）：用香熏。

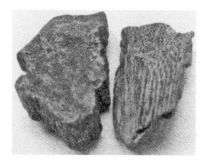

沉香药材

⑲南海：北接广东、广西，属海南管辖。南缘曾母暗沙为中国领海的最南端。东面和南面分别隔菲律宾群岛和大巽他群岛，与太平洋、印度洋为邻，西临中南半岛和马来半岛。

⑳饷（xiǎng）：供给或提供吃喝的东西。

㉑"郑文宝诗云"几句：这几句诗的大意是：生长在海南天涯处的沉檀香树，就像黄河水面上树木的枝桠一样不值钱，做成食槽用来喂鸡犬，还不如被贵族之家用来熏香。天涯，这里指海南岛。槎（chá），树木的枝桠。高家，贵族之家。

㉒啮（niè）：咬，啃。

【译文】

《唐本草》称："天竺、单于二国产沉水香，与青桂香、鸡骨香、栈香同是一树。叶似橘叶，寒冬不凋谢。夏天开圆细的白花。秋天结像槟榔一样的果实，色紫似桑葚，味辛。可治风水毒肿，去恶气。树皮青色，木似榉柳而沉重，呈黑色，能沉水的就是沉水香。"

如今又有生黄而沉水的蜡沉和不沉水被称为栈香的生结。《拾遗·解纷》载："其树像香椿，用水试才知是蜡沉还是生结。"叶庭珪称："沉香产地非一处，产于真腊的属上乘，占城次之，渤泥最次。真腊之中又有三品：产于绿洋的最佳，三泺次之，勃罗间的最差。沉香中生结最好，熟脱次之；质地坚黑为上，色黄次之。诸沉香之形多有不同，而名也不同。有如犀角、燕口、附子、梭状，皆因形而得名。质地坚硬而文理横的称为横隔沉。大概沉香以气色定质量，而不是以外形定优劣。"绿洋、三泺、勃罗间都是真腊属国。《谈苑》称："一树出香有

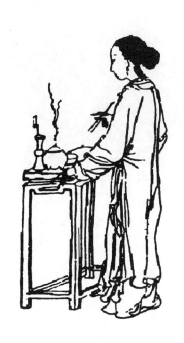

焚香仕女图

三等，即：沉香、栈香、黄熟香。"

《倦游录》称："沉香木，岭南沿海诸州特别多，大的要数人合抱，山民用来造房屋、桥梁、饭甑，但有香的木头百无一二。大概是因为木头得水才在折枝枯干中结为栈香或黄熟香。自枯死的香木称为水盘香。高、窦等州产生结香，因为山民见树干曲折或有倾斜的枝条，用刀斫成坎，经年得雨水浸渍，就会结香，然后锯取，刮去白木，其香结为斑点，也叫鹧鸪斑，能沉水很长时间。在海南琼崖等州，俗称角沉香，取于生木之中，宜用于熏香。黄沉香得于枯木，适合入药。黄腊沉尤其难得。"按《南史》所载："放在水中沉于水的是沉香。飘浮在水面上的是栈香。"

宋人陈正敏称："水沉香，产于南海，有数层重叠，外表为白色断面，其次为栈香，中等为沉香。今岭南高山峻岭中也产沉香，但不如海南产的香气清婉。"夷民以香树为槽喂鸡犬，郑文宝诗称："沉檀香植在天涯，贱等荆衡水面槎。未必为槽饲鸡犬，不如煨烬向高家。"今按：黄腊沉，削之自动卷曲，嚼着柔韧的就是。其余关于沉香的内容见第四卷《丁晋公天香传》。

【点评】

沉水香即沉香，以入水即沉而得名。

生沉香

一名蓬莱香。叶庭珪云："出海南山西[①]。其初连木，状如粟棘房，土人谓棘香。刀刳去木而出其香[②]，则坚倒而光泽。士大夫目为蓬莱，香气清而长耳。品虽侔于真腊③，然地之所产者少，而官于彼者乃得之，商舶罕获焉。故直常倍于真腊所产者云。"

【注释】

　　①山西：黎母山以西。

　　②刳（kū）：挖。

　　③侔（móu）：等同，相等。

【译文】

　　又名蓬莱香。叶庭珪说："产于海南黎母山以西。一开始与木相连，就像粟棘房，当地人叫做棘香。用刀挖去木，香体就出现了，香体坚硬并有光泽。士大夫视为蓬莱，香气清而长。此香品质虽与真腊所产相同，但出产得太少，官府要到当地才能获得，去的商船很少能有收获。所以其价钱常数倍于真腊所产。"

【点评】

　　生沉香在剃去木质之前并不沉水，但去掉木质后就能沉水。宋代范成大《桂海虞衡志》载："蓬莱香，亦出海南，即沉水香结未成者。多成片，如小笠及大菌之状，有径一二尺者，极坚实。色状皆似沉香，惟入水则浮，刳去其背带木处，亦多沉水。"此香之所以被称为生沉香，因为被伐取时，还带有一点木性，取沉香还未成熟之意。

蕃香①

　　一名蕃沉。叶庭珪云："出渤泥、三佛齐，气矿而烈，价视真腊、绿洋减三分之二，视占城减半矣。治冷气，医家多用之。"

【注释】

　　①蕃（fān）：通"番"，泛指域外或外族。

【译文】

一名蕃沉香。叶庭珪称："此香产于渤泥、三佛齐，香气粗烈，价格比真腊、绿洋沉香便宜三分之二，比占城沉香少一半。有治冷气的功效，医家多用。"

【点评】

蕃沉香，属瑞香科沉香属，原产于越南、印度、马来西亚等地，《交州异物志》、《南州异物志》等所记载的沉香就是此蕃沉香，我国古时不产，建国后才引种栽培成功。因其气味腥烈，尾气短而易焦，品质远不如海南所产的沉香气味氲氲而清长，所以价格较便宜。蕃沉香一般不用于熏香，只入药用。

青桂香

《本草拾遗》云："即沉香同树细枝紧实未烂者。"《谈苑》云："沉香依木皮而结，谓之青桂。"

【译文】

《本草拾遗》记载："此香就是与沉香同树、细枝紧实，并且木体没有烂的香。"《谈苑》载："依木皮而结香的沉香，称之为青桂香。"

【点评】

青桂香是沉香的一种，结香在树皮处。

栈香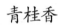

《本草拾遗》云："栈与沉同树，以其肌理有黑脉者为别。"叶庭珪云："栈香乃沉香之次者，出占城国，气味与沉香相类，但带木，颇不坚实，故其品亚于沉而复于熟逊焉。"

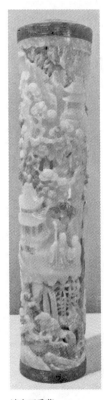

清白玉香薰

【注释】

①栈香：香木之一种。

【译文】

《本草拾遗》中载："栈香与沉香同树所出，以其肌理有无黑脉来区别。"叶庭珪说："栈香是沉香之次等品，出占城国，气味与沉香相似，但带有木质，很不坚实，所以其品质比不上沉香，但比黄熟香好。"

【点评】

栈香是沉香的一种，其品质不如沉香，因带有木质而入水不沉，所以得此名。

黄熟香

亦栈香之类也，但轻虚枯朽不堪者，今和香中皆用之①。叶庭珪云："黄熟香、夹栈黄熟香，诸蕃皆出，而真腊为上，黄而熟，故名焉。其皮坚而中腐者，形状如桶，故谓之黄熟桶。其夹栈而通黑者，其气尤朦②，故谓之夹栈黄熟。此香虽泉人之所日用，而夹栈居上品。"

【注释】

①和香：将各种香料按比例、类型、质地等进行调配，调配后的香料剂型有粉状、线状、丸状、塔状、膏状、饼状等，熏烧出的气味复杂、绵延。

②朦：模糊不清。

【译文】

也属栈香之类，但品质轻虚、枯朽不堪，如今都用于调和香料。叶庭珪说："黄熟香、夹栈黄熟香，域外都有出产，以真腊所产为上乘，黄而熟，所以得此名。其皮坚实而中间腐朽，形状如桶，称之为黄熟桶。其夹栈通黑，气味模糊不清的，称之为夹栈黄熟。此香虽是泉州人日常所用，但以夹栈香为上品。"

【点评】

黄熟香是沉香的一种，品质亚于栈香，更不如沉香，是沉香中的俗品。

叶子香

一名龙鳞香，盖栈之薄者，其香尤胜于栈。《谈苑》云："沉香在土岁久，不待刊剔而精者^①。"

【注释】

①刊（wán）：削剃，雕琢。

【译文】

一名龙鳞香，就是体薄的栈香，其味道胜于栈香。《谈苑》载："它是因为沉香埋在土中很久，不需要削剃木质而只有香体的香。"

鸡骨香

《本草拾遗》云："亦栈香中形似鸡骨者。"

【译文】

《本草拾遗》载："（鸡骨香）是栈香中形似鸡骨的香。"

【点评】

叶子香、鸡骨香都属于沉香，以其外形似树叶或鸡骨而得名。

水盘香

类黄熟而殊大，多雕刻为香山、佛像，并出舶上。

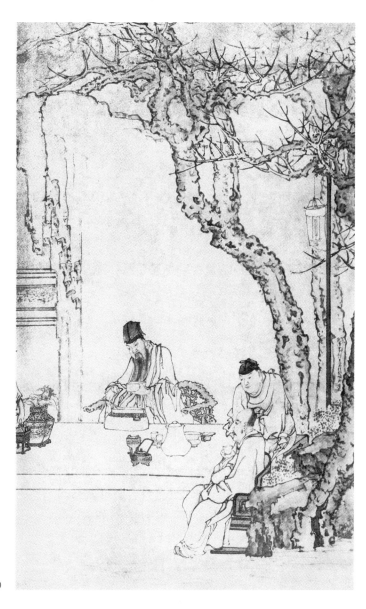

黄慎《春夜宴桃李园图》（局部）

【译文】

类似黄熟而特别大，多用来雕刻香山、佛像，从海外传来。

【点评】

水盘香也属于沉香，大概是因为体形比黄熟香大，似乎含有水分，并且从海外传入，所以称为水盘香。

白眼香

亦黄熟之别名也。其色差白，不入药品，和香或用之。

【译文】

是黄熟香的别名。其色较白，不入药用，用来调配香料。

【点评】

沉香中有很多品类，有以外形命名，有以品质命名，还有以颜色命名，白眼香就是以颜色命名。

檀　香

《本草拾遗》云："檀香其种有三，曰白、曰紫、曰黄。白檀树出海南，主心腹痛、霍乱、中恶鬼气、杀虫。"《唐本草》云："味咸，微寒，主恶风毒，出昆仑盘盘之国①，主消风肿。又有紫真檀，人磨之以涂风肿，虽不生于中土，而人间遍有之。"叶庭珪云："檀香出三佛齐国，气清劲而易泄，爇之能夺众香②。皮在而色黄者谓之黄檀，皮腐而色紫者谓之紫檀，气味大率相类，而紫者差胜。其轻而脆者谓之沙檀，药中多用之。然香树头长，商人截而短之以便负贩，恐其气泄，以纸封之，欲其滋润故也。"陈正敏云："亦出南天竺末耶山崖谷间。然其他杂木与檀相类者甚众，殆不可别。但檀木性冷，夏月多大蛇蟠绕^③，人远望见有蛇处，即射箭记之，至冬月蛇蛰，乃伐而取之也。"

【注释】

①盘盘之国：古国名，一译盘盘。故地一般认为在今泰国南万伦湾沿岸一带，古代横断马来半岛克拉地峡路线要冲。自5世纪中期（刘宋元嘉中）至7世纪中期（唐贞观中），同中国保持长期友好关系。《梁书·海南诸国列传》、《通典》第一百八十八卷、《旧唐书》和《新唐书》等均有专条记述。

②爇（ruò）：烧。

③蟠（pán）：盘曲。

【译文】

《本草拾遗》载："檀香有三种，即：白、紫、黄。白檀树产于海南，治心腹疼痛、霍乱、驱瘟辟疫、杀虫。"《唐本草》载："檀香味咸，性微寒，

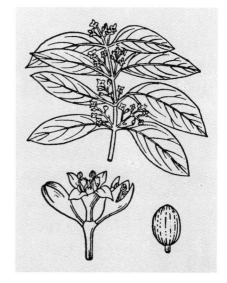

檀香

治恶风毒，产于昆仑盘盘之国，能消风肿。又有紫真檀，人磨之以涂风肿，虽不生于中国，但世间普遍都有。"叶庭珪称："檀香产于三佛齐国，气清劲而易泄漏，燃烧能夺其他香料的味道。有皮而色黄的称之为黄檀，皮腐而色紫的称之为紫檀，气味大概相似，但紫檀味道略微胜于黄檀。木质轻而脆的称为沙檀，多用于药。然而香树头长，商人截短以方便载于舟车贩卖，为防止檀香气泄，就用纸封住，使其滋润不燥。"陈正敏称："也产于南天竺末耶山崖谷间。因其他杂木与檀香相似，几乎不能分辨。但檀木性冷，夏天多有大蛇盘绕，人远望见有蛇的地方，就朝蛇所据的大树射箭做标记，到冬天蛇蛰伏了才伐取。"

【点评】

历史文献中称"檀"的木很多,有檀香科的白檀、豆科的黄檀和紫檀(红木)、榆科的青檀、山矾科的白檀,时无定指。真正用来熏香或制作佛珠香扇、雕刻佛像的檀香是檀香科檀香属的白檀。叶庭珪提到出三佛齐国气清劲而易泄、蒸之能夺众香的就是白檀,属于檀香科半寄生植物。幼苗期的檀香树必须寄生在凤凰树、红豆树、相思树等植物上才能成活。花初开时黄色,后血红色,常绿乔木,株高可达10米左右,部分寄生于其他乔木的根上,生长缓慢,约需30年其心材方可使用。檀香科近10种,分布在亚洲东南部和南太平洋岛屿,真檀香主产印度东部、泰国、印尼、马来西亚、澳大利亚、斐济等湿热地区,我国台湾、海南、云南南部有引种栽培。

多数新砍伐的檀木带有刺鼻的香味和特殊的腥气,制香之前要先搁置一段时间,待气息沉稳醇和之后再使用,有存放几十年甚至上百年的檀香,这时檀香木的香味已非常温润醇和,可谓檀香极品。印度檀香木的特点是其色白偏黄,油质大,散发的香味恒久。质量最好的檀香

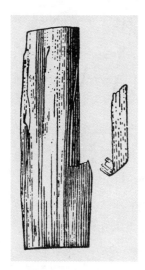

檀香药材

木就产自印度,以印度"老山檀"为上乘之品。相比印度檀香,澳大利亚、印尼等地所产檀香质地、色泽、香度稍逊,称为"柔佛巴鲁檀",这可能与砍伐之后马上使用而没有搁置有关。

檀香木常做高级器具、镶嵌、雕刻等用材。北京雍和宫的白檀巨佛雕像,高26米,直径3米,由整根檀香木雕琢而成,是举世无双的艺术珍品。檀香主干和根部均含有黄色芳香油(檀香木油),含90%的檀香醇,可蒸馏提取,可以制香料、香皂、蜡烛。

檀香在医药上用途很广,历来医家称檀香"辛,温;归脾、胃、心、肺经;行心温中,开胃止痛"。檀香木的刨片,可作为芳香健胃剂。檀香油具有清凉、收敛、强心、滋补、润肤等多重功效,可用来治疗胆汁病、膀胱炎、淋病以及腹痛、发热、呕吐等

病症，对龟裂、黑斑、富贵手、蚊虫咬伤等症特别有效。

檀香单独熏烧，气味不佳，但若与其他香料搭配起来，则可"引芳香之物上至极高之分"。佛家习称檀香为"旃檀"，对檀香非常推崇，用以燃烧礼佛。田汉《关汉卿》第十一场："以后每天多劈点檀香，备些酒果，供供神道。"寺院常被尊称为"檀林"、"旃檀之林"。"旃檀"意思是"与乐"、"给人愉悦"。如《慧琳音义》所记："旃檀，此云与乐，谓白檀能治热病，赤檀能去风肿，皆是除疾身安之乐，故名与乐也。""赤檀"即"紫檀"。佛经中多见的"牛头旃檀"，是指北俱芦洲的秣剌耶牛头山所出产的一种品质最优的白檀。

因檀香木生长条件苛刻，产量极低，全球只有印度、斐济和澳大利亚有天然檀香木。尽管中国利用檀香已有近2000年的历史，但引种史不超过100年。现在国内的檀香原木都依赖进口，品质好的檀香木现在的市价已经在千元/斤以上。目前市场上已出现用檀香属其他木材、或不同科属但外表近似檀香木的木材、或有香味的木材冒充真檀香木的现象。国内一些厂家多以白色椴木、柏木、黄芸香、桦木经过除色、染色后用人工香精浸泡、喷洒来冒充真檀香木。

紫檀，又名：榈木、花榈木、蔷薇木、羽叶檀、青龙木、黄柏木，常绿大乔木，多产于热带、亚热带原始森林，我国分布于广东、云南等地。紫檀木刚采伐下来的时候，心材呈鲜红或橘红，久露在外才慢慢变为紫红，所以紫檀也被称为赤檀。紫檀有大叶檀、小叶檀两种。小叶檀为紫檀中精品，通常也简称"紫檀"。紫檀密度较大，棕眼较小，以印度紫檀最优。常言十檀九空，最大的紫檀木直径仅为二十厘米左右。紫檀含紫檀素、高紫檀素、安哥拉紫檀素，治肿毒，金疮出血。《本草从新》："痈肿溃后，诸疮脓多及阴虚火盛，俱不宜用。"《本草纲目》："白檀辛温，气分之药也，故能理卫气而调脾肺，利胸膈。紫檀咸寒，血分之药也，故能和营气而消肿毒，治金疮。"

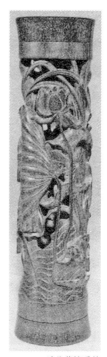

清代紫檀香筒

黄檀材质优良，木材横断面生长轮不明显，心、边材区别也不明显，木材黄白色或黄淡褐色，结构细密、质硬重。产我国浙江、江苏、安徽、山东、江西、湖北、湖南、广东、广西、四川、贵州等省区，平原及山区均可生长，通常零星或小块状生长在阔叶林或马尾松林内。喜光、耐干旱瘠薄，在酸性、中性或石灰性土壤上均能生长。深根性，具根瘤，能固氮，是荒山荒地的先锋造林树种，天然林生长较慢，人工林生长快速。

山矾科山矾属的白檀，别名：山葫芦、灰木、砒霜子、蛤蟆涎、白花茶、牛筋叶、檀花青，落叶灌木或小乔木，高达5米，干皮灰褐色，条裂或小片状剥落。为中国原产树种，分布范围广，北自辽宁、南至四川、云南、福建、台湾，华北地区山地多见野生。树形优美，枝叶秀丽，春日白花，秋结蓝果，是良好的园林绿化点缀树种，茎皮纤维洁白柔软，土名懒汉筋。木材细密，可提供优质木材作为家具用材。种子可榨油，供制油漆、肥皂等用；根皮与叶可作农药。味辛，性温，无毒。主治消风热肿毒。治中恶鬼气，杀虫。煎服，止心腹痛，霍乱肾气痛。散冷气，引胃上升，噎膈吐食。

木 香

《本草》云："一名密香，从外国舶上来。叶似薯蓣而根大[1]，花紫色，功效极多，味辛温，无毒，主辟瘟疫，疗气劣、气不足，消毒，杀虫毒。"今以如鸡骨坚实，啮之粘牙者为上[2]。又有马兜铃根，名曰青木香，非此之谓也。或云有二种，亦恐非耳。一谓之云南根。

【注释】

①薯蓣(yù)：山药。一种多年生蔓草植物，叶心脏形，对生，具地下块根，可供食用。

②啮(niè)：用嘴咬。

【译文】

《本草》载："一名密香，从海外传入。叶似山药而根大，花紫色，功效极多，味辛温，无毒，能辟瘟疫，治气劣、气不足，消毒，杀虫毒。"今以如鸡骨坚实，咬着粘牙的为上乘。又有马兜铃根，称为青木香，并非此木香。也有人说有两种，恐怕不是。一种叫法是云南根。

【点评】

木香是菊科植物云木香和川木香的通称。密香只是古书中偶尔对木香的别称，非瑞香科的沉香。云木香，又名广木香或青木香，属菊科风毛菊属，原产于印度。我国湖北、湖南、广东、广西、陕西、甘肃、四川、云南、西藏有栽培，以云南丽江地区种植较多。过去因由印度、缅甸等地经广州进口，故称"广木香"，现土产云南，又称"云木香"。川木香，是菊科川木香属植物，原产中国，主产于四川安县、阿坝藏族自治州、凉山彝族自治州，多生长在高山草地和灌木丛中，为野生植物。云木香和川木香根茎都是重要的中草药。《汤液本草》载："（木香）主气劣气不足，补也；通壅气导一切气，破也；安胎健脾胃，补也；除痃癖块，破也。"

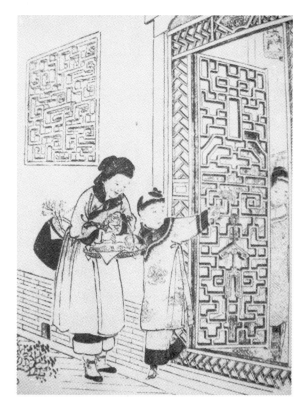

香农叫卖

木香根圆柱形、半圆柱形，表面黄棕色或灰褐色，断面灰黄色，散有深褐色油室小点。老根中央多枯朽，气芳香浓烈而特异，味苦辛。秋、冬二季采挖木香，以坚实、条均、香气浓、油性大者为佳，生用或煨用。煨木香程序较繁："取未经干燥的木香片，平铺于吸油纸上，一层木香片一层纸，如此间隔，平铺数层，上下用平坦木板夹住，以绳捆扎结实，使木香与吸油纸紧密接触，放烘干室或温度较高处，煨至木香所含挥发油渗透到纸上，取出木香，放凉，备用。"

马兜铃根，又叫青木香，不是木香，古书中经常将此二者混为一谈。马兜铃，因其成熟果实如挂于马颈下的响铃而得名。马兜铃为多年生缠绕性草本植物，果实是中药马兜铃，能清肺镇咳化痰；藤称天仙藤，可祛风活血；根是青木香，有解毒、利尿、理气止痛的功效，干根含3%芳香油。马兜铃始载于《雷公炮炙论》，性苦、微寒，归肺、大肠经。《本草图经》曰："马兜铃生关中，今河东、河北、江、淮、夔、浙州郡皆有之。春生苗，如藤蔓。叶如山芋叶而厚大，背白。六月开黄紫花，颇类枸杞花。七月结实枣许大，如铃，作四五瓣。"该物种全株有毒，种子毒性较大。《唐本草》记载："其根不可多服，吐痢不止。"中毒症状有恶心、呕吐、腹痛、腹泻、便血、尿血及蛋白尿、呼吸抑制、血压下降等。

降真香[1]

《南州记》云[2]："生南海诸山，大秦国亦有之[3]。"《海药本草》云[4]："味温平，无毒。主天行时气，宅舍怪异，并烧之有验。"《列仙传》云[5]："烧之感引鹤降。醮星辰[6]，烧此香妙为第一。小儿佩之能辟邪气。状如苏枋木，然之初不甚香[7]，得诸香和之则特美。"叶庭珪云："出三佛齐国及海南，其气劲而远，能辟邪气。泉人每岁除，家无贫富，皆爇之如燔柴。虽在处有之，皆不及三佛齐者。一名紫藤香，今有蕃降、广降之别。"

【注释】

①降真香：豆科植物降香檀树干和根的干燥心材。

②《南州记》：5世纪时（大约南北朝时期）徐表撰。此书已佚，主要记载了岭南地区的风土人情，尤其对香料的描写比较丰富。

③大秦国：大秦是古代中国对罗马帝国及近东地区的称呼。丝绸之路的开通，加速了东西方文明的交流，当时的中国认为罗马帝国就像中国一样拥有高度文明，而罗马正位于贸易路线上的终点，因此命名罗马为"大秦"。

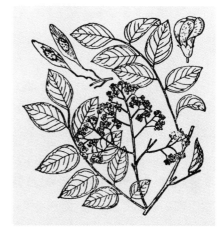

降香檀

④《海药本草》：五代时期李珣所撰。李珣，字德润，五代梓州（今四川三台）人，祖籍波斯（今伊朗），其先人唐初从波斯来到长安，随国姓改姓李，因此也称李波斯，其家以经营香药为主业，其父随唐僖宗避乱入蜀。海药是通过海舶自国外输入的药品。李珣对药学颇有研究，曾游历岭南，认识许多从海外传入的药物及岭南药。因为特殊的家庭背景，李珣对海舶运载而来的外来药接触机会较多，对海药的性质与功用了解深刻，从而撰写了《海药本草》。该书引用前人文献较丰富，约50多种，以地方志居多，在引用的医学著作中又以陈藏器的为最多。据现存佚文统计，全书收录药物124种，其中96种标注外国产地。如：安息香、诃梨勒出波斯，龙脑香出律因。书中对药名释义、药物出处、产地、形态、品质优劣、真伪鉴别、采收、炮制、性味、主治、附方、用法、禁忌等都有记载，是我国最早的一部外来药专著。遗憾的是原书已佚，幸有蜀人唐慎微《证类本草》、傅肱《蟹谱》等书的征引，才得以保存部分内容。

⑤《列仙传》：汉刘向撰。此书是我国最早且较有系统地叙述神仙事迹的著作，记载了从赤松子（神农时雨师）至玄俗（西汉成帝时仙人）七十一位仙家的姓名、身世和事

迹。《列仙传》认为修道成仙是不论身份高低的，经过一定的修炼或有了某种机遇，人人都可脱胎换骨、超凡飞升。据《传》中所载，无论贵贱，从帝王至乞丐都有得道成仙的可能，这对鼓励众多民众求仙问道起了推动作用。

⑥醮（jiào）：祈祷神灵的祭礼。

⑦然：古同"燃"。

【译文】

《南州记》载："生南海诸山中，大秦国也有。"《海药本草》载："味温平，无毒。预示天文现象和时令之气，治宅舍怪异，燃烧降真香非常灵验。"《列仙传》载："燃烧降真香能感引仙鹤降入凡间。祈祷神灵祭天体星辰，燃烧降真香最妙。小儿佩带降真香能辟邪气。降真香状如苏枋木，燃烧之初不甚香，用诸香调和则特好。"叶庭珪称："降真香出三佛齐国及海南，其气劲而远，能辟邪气。泉州人每到除夕，无论家庭贫富，都烧降真香如同烧柴火。虽处处都有，但都不如三佛齐所产。一名紫藤香，今有蕃降、广降之别。"

【点评】

降真香，豆科大乔木。别名：降香、紫藤香、降真、花梨母，为豆科植物降香檀、印度黄檀的树干或根部心材，以红褐色、结实、烧之有浓郁香气，表面无黄白色外皮者为佳，产海南、广东、广西、云南、中南半岛。降真香过去多从国外进口，主要为印度黄檀的心材，即《本草纲目》所谓"舶上来者为番降"。

降真香气微香，味微苦，根、叶、果及木材入药，名为"降香"，能行气活血、健脾止咳、镇痛止血，历来为医家所重视。《名医别录》载："周崇被海寇刃伤，血出不止，筋如断，骨如折，军士李高用花蕊石散不效。紫金散掩之，血止痛定，明日结痂如铁，遂愈，且无瘢痕。叩其方，则用紫藤香，磁瓦刮下研末尔，云即降真之最佳者。"李时珍称："降香，唐宋本草失收，唐慎微始增入之而不著其功用，今折伤金疮家多用其节，云可代没药、血竭。"明人缪希雍在他的药学著作《本草经疏》中说："降真香，香中之清烈者也，故能辟一切恶气。入药以番舶来者，色较红，香气甜而不辣，用之入药殊胜，色深紫者不良。"降真香的清热解毒功效，被记入清宫秘笈。据《慈禧光绪医方选仪》载，光绪十二年五月，慈禧患有面部神经疾病，太医以奇楠香、牛黄、降真香、乳香、苏合油等22种中草药配伍，短时间即见奇效。光绪曾患有严重的心胃痛，太医用大剂量降真香，配以没药、麝香、琥珀、安息香，治愈光绪顽疾。

嵇含在《南方草木状》中描述降真香："紫藤，叶细长，茎如竹根，极坚实，重重有皮，花白子黑，置酒中，历二三十年不腐败，其茎截置烟焰中，经时成紫香，可以降神。"嵇含所指降神，一指可以提出至真至纯的香气，另意为引降天上的神仙，也即"烧之感引鹤降"。所以清人吴仪洛在《本草从新》中记述为："烧之能降诸真，故名。"

降真香曾是古代域外诸国朝贡中国的物品。明黄省曾《西洋朝贡典录校注》中，就详细记载了各国向大明皇帝进贡降真香的史料。其记述的二十三个南洋诸国，贡品中几乎全部涉及降真香。如占城国，明正统年间，"其国袭封，遣使行礼。其贡物：象牙、犀牛角……奇楠香、土降香。"

古人对降真香的利用基本与沉香、檀香并驱，若以沉香粉做篆香，必加少量降真香，才可提出至真至纯的香气。降真香曾被列为诸香之首。由于历代宫廷和达官贵人的奢侈消耗，降真香资源几乎消耗殆尽。目前在几次林木调查中，人迹可至之处，降香木已没有踪迹。人们只好用黄花梨（海南檀）替代

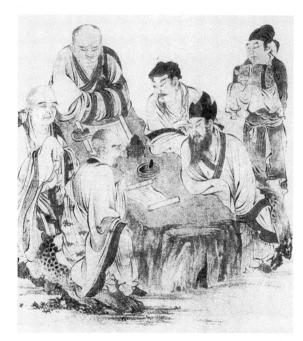

张激《白莲社图》

降真香焚香提香。黄花梨在植物学里属豆科黄檀属，因此又被命名为"降香黄檀"。尽管降香黄檀有降真香味，但降香黄檀的药用价值与焚香提香效果，不可与降真香相提并论。降香黄檀零星分布于海南岛西部、西南部和南部的东方、昌江、乐东、白沙及崖县等地的山林中，可四季采收"降香"。生长环境对降香黄檀心材（俗称"格"）的颜色、纹理、花纹、光泽、油性影响明显。海南岛西部颜色较深、比重大而油性强的心材（油格）价格略高于岛东部色较浅、油性稍差的心材（糠格）。

生熟速香

叶庭珪云："生速香出真腊国，熟速香所出非一，而真腊尤胜，占城次之，渤泥最下。伐树去木而取香者谓之生速香。树仆于地，木腐而香存者谓之熟速香。生速气味长，熟速气味易焦，故生者为上，熟者次之。"

【译文】

叶庭珪说："真腊国出产生速香，熟速香产地不一，但产于真腊的特别好，占城次之，渤泥最差。砍树去木而取的香称为生速香。树倒于地，木腐而香存的称为熟速香。生速气味长，熟速气味易焦，所以生速质量上乘，熟速次之。"

【点评】

生、熟速香都属沉香一类。生速香是人有意砍树所成，熟速香非人为所成。

暂　香

叶庭珪云："暂香乃熟速之类，所产高下与熟速同，但脱者谓之熟速，而木之半存者谓之暂香，其香半生熟，商人以刀刳其木而出香，择尤美者杂于熟速而货之，故市者亦莫之辨①。"

【注释】

①市：交易，商品买卖。

【译文】

叶庭珪说："暂香属于熟速之类，质量高低与熟速相同，但香自然脱出且没有木性的称为熟速香，木半存的称为暂香，其香半生熟，商人就用刀削剃去其木而出香，选特别好的香杂于熟速中售卖，所以买香的人也难以分辨。"

【点评】

熟速香的气味亚于生速香，暂香属于熟速香之类，带有木性时还不如熟速香，其品质更亚于生速香。

鹧鸪斑香

叶庭珪云："出海南，与真腊生速等，但气味短而薄，易烬①，其厚而沉水者差久。文如鹧鸪斑，故名焉。亦谓之细冒头，至薄而沉。"

【注释】

①烬（jìn）：烧毁，化成灰烬。

【译文】

叶庭珪称："产于海南，与真腊生速相等，但气味短而薄，容易烧尽，厚而沉水的鹧鸪斑香熏烧时间可略长。此香纹理如同鹧鸪斑，所以得此名。又被称为细冒头，薄而且能沉水。"

【点评】

沉香因形、色、产地、质地、结香方式、所取部位不同，名称大有区别，沉水香、角沉、生沉香、青桂香、栈香、黄熟香、叶子香、鸡骨香、水盘香、白眼香、生熟速香、暂香、鹧鸪斑香、女儿香等都是沉香的别名，它们同出一树。嵇含在《南方草木状》中解释得很清楚："蜜香、沉香、鸡骨香、黄熟香、鸡舌香、栈香、青桂香、马蹄香，案此八物同出于一树也。交趾有蜜香，树干似柜柳，其花白而繁，其叶如橘，欲取香，伐之经年，其根干枝节各有别色也。木心与节坚黑沉水者为沉香，与水面平者为鸡骨香，其根为黄熟香，其干为栈香，细枝紧实未烂者为青桂香，其根节轻而大者为马蹄香，其花不香，成实乃香，为鸡舌香，珍异之木也。"

按产地区分，沉香有两种，一种是原产域外的蕃沉香，一种是原产中国岭南的白木香，即"土沉香"，简称"沉香"。沉香树是岭南特有的常绿乔木，高6—20米不等，树皮平滑，浅灰色或深灰色，木身白色或浅黄色，因而又称"白木香"。岭南气候较热、雨水充沛、光照充足，有利于沉香树的生长及沉香的结成。沉香是白木香树体受损、虫蛀或腐朽后树脂的结块。白木香树在五岭以南能结成沉香，而在五岭以北只是一种普通木材，并没有香味。

一般情况下，白木香树树龄越长，香脂沉积越久，香料品质越好。此外，受产地、环境和采收方法的影响，沉香的香味变化万千。所以沉香的品种多样，命名各有不同。宋人周去非在《岭外代答》中，将沉香分为蓬莱香、鹧鸪斑香、笺香等。明代李时珍按药性品质将沉香分为：入水即沉的"沉香"、入水半沉的"笺香"、入水不沉的"黄熟香"三等。《香乘》则把"沉香"分为四品：因香木自然枯死而膏脉凝结的"熟结"，因刀斧伐凿香木而使树脂凝结的"生结"，从枯朽香木中挖剔出的"脱落"，因虫蛀树体而使香脂凝结的"虫漏"。沉香的种类也可从外观看出，色如鸟羽的被称为"鹧鸪斑"、形如兽牙的叫做"马牙"，掷地有声的又可称作"铁格"、"菱角壳"、"香角"。

依采香人的经验，沉香品质随香木生长的土壤条件变化而有所区别。所以屈大

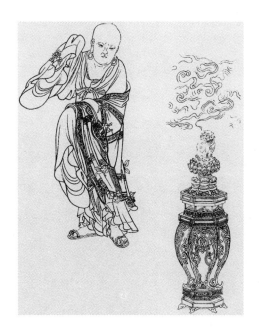

李公麟线描《维摩演教图卷》（局部）

均在《广东新语》中提到："香在地而不在种，非其地则香种变。其土如鸡子黄者，其香松而多'水熟'；沙黑而多土者，其香坚而多'生结'，能耐霜雪。又以泥红名朱砂管者，或红如曲粉者，硗确而多阳者为良土。""水熟"、"生结"是指香的品质。"水熟"又称为"黄熟"，出产"水熟"的土壤疏松，砂石多，因此香的品质较松，多为入水不沉的"黄熟香"。"生结"又称为"血格"、"黑格"。出产"生结"的土壤较坚实、沙黑，树脂容易结成品质坚硬、入水即沉、纯度高的沉香。屈大均称："曝之日中，其香满室，不必焚爇，而已氤氲有作矣。"可知香的品质随土质的变化而不同。

除了土质以外，沉香品质与采香的时间也关系密切。春天气候湿润，在该季采收的沉香多水气。夏季气候炎热，此时采收的沉香比较干燥。秋、冬季气候寒冷，香木精华内敛，采收的沉香没有木气，香气很纯。凿树采香"贵以其时"，故沉香的采收多发生在秋冬季，此时各地的香商都蜂拥到岭南。这些买香的商人先祭山神，贿赂当地的头目（黎长），再用牛或酒作为代价雇用"香仔"入山采香。香树丛生的山中多虎狼毒蛇，采香的人往往结群入山。香树只有遇到病害后才会结香，其枝叶萎黄，有经验的采香人一看就知该树已经结香，可以伐取。如果运气好，香仔们入山一两天便有收获，运气不佳的话，入山半个月也徒劳无功，但香商不能索回其所给的"费用"（牛或酒）。香商往往能用一只牛换回一担香，从中挑选出能沉水的佳品则不到十分之一。

沉香气味氤氲、"价与金等"、"一片万钱"，品质远胜于"气味腥烈"的蕃沉香。且不说平民百姓，就是一般官员也不敢多买价格昂贵的沉香。受暴利驱使，香商纷至沓来开山采香，岭南的采香业一度非常繁荣。

乌里香

叶庭珪云："出占城国，地名乌里。土人伐其树，札之以为香[①]，以火焙干，令香脂见于外，以输租役[②]。商人以刀刳其木而出其香，故品下于他香。"

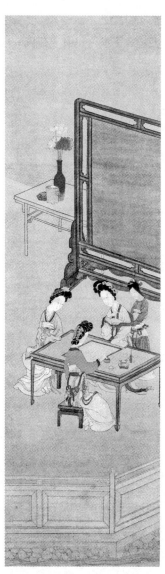

陈字《玉局敲闲图》

【注释】

①札（zhá）：捆，绑。

②输：缴纳。

【译文】

叶庭珪称："产于占城国名叫乌里的地方。当地人砍此树，捆绑起来做香料，用火烘烤干，令香脂溢出，用来缴纳租役。商人用刀剃去木质而出其香，所以其品质不如其他香料。"

生　香

叶庭珪云："生香所出非一树，小老而伐之①，故香少而未多②。其直虽下于乌里，然削木而存香则胜之矣。"

【注释】

①小：将近。

②未：滋味。后作"味"。

【译文】

叶庭珪称："生香并非同一种树所产，待树木将近老的时候砍伐，所以香不多但味道足。其价钱虽不如乌里香，但把木质削去后所剩下的香料则超过乌里香。"

交趾香

叶庭珪云："出交趾国，微黑而光，气味

与占城栈香相类。然其地不通商舶，而土人多贩于广西之钦州①，钦人谓之光香。"

【注释】

①钦州：地处中国西南沿海，背靠大西南，面临北部湾，是西南最便捷的出海通道。古称安州，有1400多年的历史，南北朝宋代时期置宋寿郡，梁代设安州。隋开皇十八年（598）改安州为钦州。

【译文】

叶庭珪称："出交趾国，微黑有光，气味与占城栈香相似。但交趾不通贸易商船，所以当地人多将此香卖到广西钦州，钦州人称之为光香。"

【点评】

占城、交趾都是今越南地区，越南自古盛产香料，尤其以沉香为第一。从"商人以刀刳其木而出其香"、"削木而存香"、"气味与占城栈香相类"等信息理解，乌里香、生香、交趾香似乎都是指不同质量、不同称呼的沉香，类似沉香之中需要用刀剃削而出香的蓬莱香、暂香、叶子香等。

乳 香

《广志》云①："即南海波斯国松树脂②，紫赤色，如樱桃者名曰乳香，盖熏陆之类也。仙方多用辟邪。其性温，疗耳聋、中风、口噤、妇人血风③，能发酒治风冷，止大肠泄澼，疗诸疮疖，令内消。今以通明者为胜，目曰滴乳，其次曰拣香，又次曰瓶香，然多夹杂成大块，如沥青之状。又其细者谓之香缠。"沈存中云④："乳香本名熏陆，以其下如乳头者，谓之乳头香。"叶庭珪云："一名熏陆香，出大食国之南数千里深山穷谷中⑤，其树大抵类松，以斤斫树⑥，脂溢于外，结而成香，聚而为块，以象辇之至于大食⑦。大食以舟载易他货于三佛齐，故香常聚于三佛齐。三佛齐每岁以大舶至广与泉。广、泉二舶视香之多少为殿最⑧。而香之品十有三：其最上品者为拣香，圆大如乳头，俗所谓滴乳是也；次曰瓶乳，其色亚于拣香；又次曰瓶香，言收时量重置于瓶中，在瓶香之中又有上中下三等之别；又次曰袋香，言收时只置袋中，其品亦有三等；又次曰乳搨，盖香在舟中镕搨在地，杂以沙石者；又次黑搨，香之黑色者；又次曰水湿黑搨，盖香在舟中为水所浸渍，而气变色败者也。品杂而碎者曰斫削⑨，簸扬为尘者曰缠末，此乳香之别也。"温子皮云⑩："广州蕃药多伪者。伪乳香以白胶香搅糟为之，但烧之烟散多，此伪者是也。真乳香与茯苓共嚼则成水。又云：碗山石乳香⑪，玲珑而有蜂窝者为真，每爇之次爇沉檀之属，则香气为乳香，烟置定难散者是，否则白胶香也。"

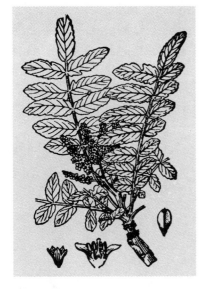

卡氏乳香树

【注释】

①《广志》：晋郭义恭撰。内容涉及农业物产、野生动物、香草药材、珠宝玉石、日用杂物、地理气候、异族异俗等，是我国古代一部具有很高学术价值的博物志书，现已散佚。

②波斯：南伊朗。

③口噤（jìn）：闭口不说话。

④沈存中：即沈括（1031—1095），字存中，号梦溪丈人，杭州钱塘（今杭州）人，北宋科学家，政治家。晚年以平生见闻，在镇江梦溪园写下了笔记体巨著《梦溪笔谈》。

⑤大食国：波斯文Tazi或Taziks的音译，

原系一波斯部族的名称。唐代以来，称阿拉伯帝国为大食。《经行记》、《新唐书》、《宋史》、《辽史》等均作大食。

⑥斤：斧子一类的工具。

⑦辇（niǎn）：拉车。

⑧殿最：考课，评比，泛指等级的高低上下。古代考核政绩或军功，下等称为"殿"，上等称为"最"。李善注引《汉书音义》："上功曰最，下功曰殿。"《魏书·食货志》："劝课农耕，量校收入，以为殿最。"

⑨斫（zhuó）削：这里指像用刀斧砍劈、切割过的比较杂碎的乳香。

⑩温子皮：其人其事已不可考，留下《温氏杂记》一书，内容涉及香料，被后人撰写《香谱》所用。

⑪睕山：疑为一处产乳香的地方。

【译文】

　　《广志》称："就是南海波斯国松树脂，紫赤色，形如樱桃的叫乳香，大概就是熏陆之类的香料。仙家配方将此香多用于辟邪。乳香性温，用来治耳聋、中风、口不能言、妇人血风，能发酒治风冷，止大肠泄澼，治所有疮疖化脓的皮肤病，利于消食。以质地透明的为上乘，称为滴乳，其次称拣香，又次称瓶香，但瓶香多夹杂成大块，如沥青之状。细的称为香缠。"沈存中称："乳香本名熏陆香，以其下方如乳头之形，称为乳头香。"叶庭珪称："又叫熏陆香，产于大食国之南数千里深山穷谷中，其树大概类似松树，以斧头砍树，树脂溢于皮外结成香，聚为块，用大象驮着运到大食国。大食国再用舟船载着运到三佛齐进行贸易，所以乳香常聚于三佛齐。三佛齐每年都有大船载着乳香到广州与泉州。广州和泉州市

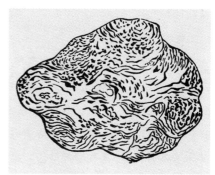

茯苓药材

舶司以香之多少考评业绩。乳香之品十有三：最上品者是拣香，圆大如乳头，俗称滴乳；其次是瓶乳，其色亚于拣香；再次是瓶香，据说是因为采收时量重置于瓶中，在瓶香之中又有上、中、下三等；又次是袋香，据说是采收时只放入袋中，其品也有三等；又次是乳搨，大概是因为乳香在船中镕搨到地上并且杂入了沙石；又次是黑搨，黑色的乳香；又次是水湿黑搨，大概是因为香在船中被水浸渍而气变色败。品杂而碎的称为斫削，簸扬为尘的称为缠末，这就是乳香之别。"温子皮称："广州蓄药有许多假的。假乳香是以白胶香搅和做出的，但燃烧之后多烟散，这就是假乳香。真乳香与茯苓一起嚼就会变成水。又称：豌山石乳香，玲珑小巧而有蜂窝状的是真货，每次烧后再烧沉檀之类的香料，则散发香气，并且烟不易飘散的是乳香，否则就是白胶香。"

熏陆香

《广志》云："生南海，又僻方即罗香也①。"《海药本草》云②："味平，温毒，清神，一名马尾香，是树皮鳞甲，采复生。"《唐本草》云："出天竺国及邯郸，似枫松脂，黄白色，天竺者多白，邯郸者夹绿色。香不甚烈。微温，主伏尸恶气，疗风水肿毒。"

【注释】

①僻方：偏方。

②《海药本草》：五代时期李珣所撰。该书引用前人文献较丰富，约50多种，以地方志居多，在引用的医学著作中又以陈藏器的为最多。据现存佚文统计，全书收录药物124种，其中96种标注外国产地。如：安息香、诃梨勒出波斯，龙脑香出律因。书中对药名释义、药物出处、产地、形态、品质优劣、真伪鉴别、采收、炮制、性味、主治、附方、用法、禁忌等都有记载，是我国最早的一部外来药专著。遗憾的是原书已佚，幸有蜀人唐慎微《证类本草》、傅肱《蟹谱》等书的征引，才得以保存部分内容。

【译文】

《广志》载："生于南海，偏方中称为罗香。"《海药本草》载："味平，性温、有毒，能清神，又叫马尾香，从树皮鳞甲中采收后又能在树皮中生出此香。"《唐本草》载："产于天竺国及邯郸，似枫树和松树脂，黄白色，产于天竺的多白色，产于邯郸的夹绿色。香味不是很强烈。性微温，去尸毒恶气，治风水肿毒。"

【点评】

乳香与熏陆香是同一种香料，只是产地不同。乳香，别称：熏陆香、马尾香、乳头香、塌香、天泽香、摩勒香、多伽罗香，分布在红海沿岸至利比亚、苏丹、土耳其等地，主产于北埃塞俄比亚、索马里以及南阿拉伯半岛。宋沈括《梦溪笔谈·药议》："熏陆，即乳香也，以其滴下如乳头者，谓之乳头香，镕塌在地上者，谓之塌香。"

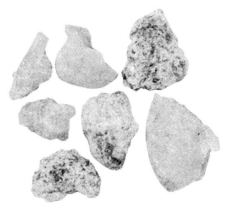

乳香药材

春、夏均可采收乳香，春季为盛产期。采收时，在树干的皮部由下向上顺序切伤，并开一狭沟，使树脂从伤口渗出，流入沟中，数天后凝成干硬的固体，即可采取。落于地面者常黏附砂土杂质，品质较次。我国历史上也有地方出产。明正德《颍州志·台馆》："乳香台在州西一百八十里。旧产乳香，故名。"颍州，即今安徽阜阳，乳香台在明弘治十年（1497）之前属颍州，设有乳香台巡检司。为什么主产于西亚的乳香会在中国中部也有出产，后来又为什么没有了，已经成谜。

乳香既是熏香原料，也是药材。其性辛、苦、温，入心、肝、脾经，能活血、行气、止痛，主治淤阻气滞的脘腹疼痛、风湿痹痛、跌打损伤、痛经、产后腹痛。《警世通言·福禄寿三星度世》："妹妹安排乳香一块，暖一碗热酒来与我吃，且定我脊背上疼。"

中国史籍对乳香多有记载。宋赵汝适《诸蕃志》卷下载："乳香，一名熏陆香，出大食之麻罗拔、施曷、奴发三国深山穷谷中。……大食以舟载易他货于三佛齐……番商贸易至，舶司视香的多少为殿最。"此三国皆在今阿拉伯半岛的东南海岸，古代以产乳香闻名于世。大食乳香主要产于麻罗拔、施遏、思莲、甘眉等地，与《诸蕃志》的记载相印证。

安息香

《本草》云："出西戎，树形似松柏，脂黄色为块，新者亦柔韧。味辛苦无毒，主心腹恶气鬼疰①。"《后汉书·西域传》："安息国去雒阳二万五千里②，比至康居③。其香乃树皮胶，烧之通神明、辟众恶。"《酉阳杂俎》云④："出波斯国，其树呼为辟邪树，长三丈许，皮色黄黑，叶有四角，经冬不凋，二月有花，黄色，心微碧，不结实，刻皮出胶如饴⑤，名安息香。"叶庭珪云："出三佛齐国，乃树之脂也。其形色类胡桃瓤而不宜于烧，然能发众香，故多用之，以和香焉。"温子皮云："辨真安息香，每烧之，以厚纸覆其上，香透者是，否则伪也。"

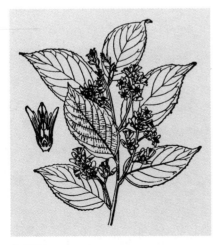

安息香树

【注释】

①鬼疰（zhù）：古代病名。"疰"是缠绵不愈，又能传染他人的一类疾病。鬼疰有变幻、怪异的特征，包括一部分具有精神症状的传染病。

②安息国：伊朗高原古代国家，建于前247年，开国君主为阿尔撒息，汉朝取阿尔撒息王朝的汉语音译"安息"作为国名。其疆域最大时北至里海，南至波斯湾，东接大夏、古印度，西至幼发拉底河即今伊朗、伊拉克、亚美尼亚全境，土耳其、格鲁吉亚、阿塞拜疆、土库曼斯坦、塔

吉克斯坦和阿富汗的部分。《汉书》称为番兜,《后汉书》称为和椟。雒阳:古都邑名,今河南洛阳,汉光武建都后改名雒阳。

③康居:古西域国名,在安息东北方、大月氏北方,东界乌孙,西达奄蔡,南接大月氏,东南临大宛,约在今巴尔喀什湖和咸海之间,王都卑阗城,北部是游牧区,南部是农业区。

④《酉阳杂俎》:段成式(803—863)著。前卷20卷,续卷10卷,内容涉及仙、佛、鬼、怪、道、妖、人、动、植、酒、食、梦、盗墓、预言、凶兆、雷、丧葬、刺青、珍宝、政治、宫廷秘闻、八卦谈资、科技、民风、医药、矿产、生物、超自然现象、壁画、天文、地理等,保存了大量唐代的历史资料、遗闻逸事和民间风情。

⑤饴:用麦芽制成的糖浆。

【译文】

《本草》载:"产于西方少数民族地区,树形似松柏,树脂黄色、块状,新树脂柔韧。味辛苦无毒,主治心腹恶气、鬼疰。"《后汉书·西域传》:"安息国离雒阳二万五千里,靠近康居国。其香是树皮胶,烧此香能通神明、辟众恶。"《酉阳杂俎》载:"产波斯国,其树称为辟邪树,高约三丈,皮色黄黑,叶有四角,经冬不凋谢,二月开黄花,花心微碧色,不结果实,刻树皮就出如糖浆一样的胶,叫安息香。"叶庭珪称:"此香产于三佛齐国,是树脂。其形色类胡桃瓤,不宜于焚烧,但能发众香,所以用得较多,用以调配香料。"温子皮称:"辨别真安息香,每次焚烧此香,用厚纸覆盖在香上,香烟能透纸的是真安息香,否则是假的。"

【点评】

安息香,原产于中亚古安息国、龟兹国、漕国、阿拉伯半岛及伊朗高原。安息香约130种,中国有9属,约54种,主要分布于长江以南各省区。产于苏门答腊的安息香是著名安息香树脂的主要来源,地中海地区的药用安息香可提取安息香脂,赤杨叶属的安息香木材松软可作火柴杆。安息香气芳香、味微辛,作药材用,治中风昏厥、心腹诸痛,有开窍、行定血之效。《红楼梦》第九十七回,当宝玉发现他的新娘不是朝思暮想的林妹妹而昏厥时,家人赶忙点上安息香以摄住他的魂魄。

笃耨香

叶庭珪云："出真腊国，亦树之脂也，树如松杉之类。而香藏于皮，树老而自然流溢者也，色白而透明，故其香虽盛暑不融，土人既取之矣。至夏月，以火环其树而炙之，令其脂液再溢，及冬月冱寒①，其凝而复取之，故其香冬凝而夏融。土人盛之以瓠瓢②，至暑月则钻其瓢而周为孔，藏之水中，欲其阴凉而气通，以泄其汗，故得不融。舟人易以磁器不若于瓢也。其气清远而长，或以树皮相杂则色黑而品下矣。香之性易融，而暑月之融多渗于瓢，故断瓢而蓺之，亦得其典型，今所谓葫芦瓢者是也。"

【注释】

①冱（hù）：寒冷。

②瓠（hú）瓢：对半剖开的葫芦，用以舀水或取东西。

【译文】

叶庭珪称："产于真腊国，也是树脂，此树如松杉之类。香脂藏于树皮，树老后香脂就自然流溢出，色白而透明，所以此香虽盛暑而不融化，当地人立即可以取香。到夏季，当地人用火环绕香树烤炙，令其脂液再次溢出，到冬天寒冷之时，香脂凝结了再取香，所以此香是冬凝而夏融。当地人用瓠瓢盛此香，到夏天就在瓢周钻孔，藏在水中，令香阴凉而气通，以泄其汗，所以不融。船上的人改用瓷器装，但不如用瓢。此香气味清远，用树皮相杂则色黑而且品相不好。此香容易融化，夏天融化后多渗入瓢中，所以要将瓢断碎后焚烧，这也是一典故，今天所谓的葫芦瓢就是此。"

【点评】

笃耨，也作"笃傉"、"笃禄"，香木名，树如杉桧，羽状复叶，夏日开小花，圆锥花序，切

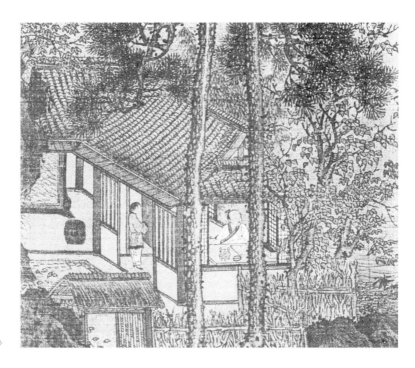

刘松年《秋窗读易图》

破其茎则树脂流出，香气浓郁，名笃耨香，可作香料及供药用。宋代王洋《李尹叔知丞借华严于仙山次韵》："窗明笃耨朝烟细，榻静篷簝午梦残。"宋陆游《书枕屏》诗："西域兜罗被，南番笃耨香。"宋无名氏《百宝总珍集·笃耨》："笃耨大者如手掌，色似鹅脂分外香，黑者价低不甚好，碎者只宜合底安。笃耨，泉广路客贩到，如白胶香相类，如黑笃耨，多是合香使用，此香氤氲不散。"宋代方勺《泊宅编》卷上："近岁除直秘阁者尤多，两浙市舶张苑进笃禄香得之，时号笃禄学士。"

瓢 香

《琐碎录》云①："三佛齐国以匏瓢盛蔷薇水②，至中国水尽，碎其瓢而爇之，与笃耨瓢略同。又名干葫芦片，以之蒸香最妙。"

【注释】

①《琐碎录》：宋人温革撰写。温革（1006—1076），字廷斌，江西石城人，北宋大教育家。他广泛搜集撮引前人的精粹语花，特别是有关养生方面的体会经验，凡属精辟的论述，哪怕是只言片语，他都汇集起来，编成《琐碎录》。

②匏（páo）：葫芦的一种，果实比葫芦大，对半剖开可做水瓢。

【译文】

《琐碎录》载："三佛齐国用葫芦瓢盛蔷薇水，到中国时已无水，就烧敲碎的瓢，与笃耨瓢大概相同。又叫干葫芦片，用干葫芦片蒸馏提香最好。"

金颜香

《西域传》云①："金颜香类熏陆，其色赤紫，其烟如凝漆沸超，不甚香而有酸气，合沉檀为香，焚之极清婉。"叶庭珪云："出大食及真腊国。所谓三佛齐出者，盖自二国贩至三佛齐，三佛齐乃贩入中国焉。其香则树之脂也，色黄而气劲，善于聚众香，今之为龙涎②。软者佩带者多用之，蕃之人多以和气涂身。"

【注释】

①《西域传》：作者彦琮（556—610），俗姓李，邢台隆尧县双碑人，隋代著名高僧，精通梵文，是我国佛教史上佛经翻译家和佛教著作家。他撰写的《西域传》，使人们对西方的地理状况、风俗人情有了一个全面的了解。《西域传》所谓"西域"乃指玉门关、阳关以西的广大地区。尽管各传的记述详略不一，客观上都包括了今天中亚的全部、西亚和南亚的大部以及北非和欧洲的一部分。

②龙涎（xián）：龙涎香。

【译文】

《西域传》载："金颜香类似熏陆香，其色赤紫，其烟如凝漆，沸腾跳跃，不甚香而有酸气，与沉香、檀香调和，焚烧此合香则气味极其清婉。"叶庭珪称："金颜香出大食及真腊国。所谓三佛齐出此香，大概是因为从大食和真腊贩卖到三佛齐，三佛齐再贩卖到中国。其香是树之脂，色黄而气劲，善于聚众香，如今则以龙涎香聚众香。性软的多被佩带使用，蕃人多以金颜香和香并且涂身。"

【点评】

自古金颜香是域外朝贡中国的主要香料之一，盛产于柬埔寨等地，宋赵彦卫《云麓漫钞》载："蒲甘国则有金颜香等。"域外人有每天用此香抹身后礼神的习惯，《明一统志》载："香乃树脂，有淡黄色者，有黑色者，擘开雪白者为佳，夹砂石为下，其气能聚众香，番人以之和香涂身。"所以此香又叫"抹身香"。

詹糖香

《本草》云："出晋安、岑州及交广以南^①，树似橘，煎枝叶为之，似糖而黑，多以其皮及蠹粪杂之^②，难得纯正者，惟软乃佳。"

【注释】

①晋安、岑州：晋安在今福建，岑州在今广西。

②蠹（dù）：蛀虫。

【译文】

《本草》云："产于晋安、岑州及交广以南，树似橘，煎此树枝叶熬成此香，似糖而黑，多以其树皮和虫粪相

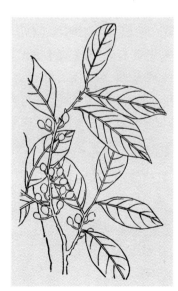

詹糖香

杂，难得纯正的詹糖香，只有质软的才好。"

【点评】

　　詹糖香，樟科，生于土坡、山谷、溪边、林下等处，分布于陕西、江苏、安徽、浙江、江西、福建、台湾、河南、湖北、湖南、广东、广西、四川等地。枝叶采收后，洗净切碎，加水慢火煎熬即成詹糖香。主治风水、恶疮、疥癣。《新修本草》中有："詹糖树似橘，煎枝为香，似砂糖而黑，出广以南。"

苏合香

　　《神农本草》云："生中台川谷。"陶隐居云："俗传是狮子粪，外国说不尔。今皆从西域来①，真者难别，紫赤色，如紫檀，坚实，极芬香，重如石，烧之灰白者佳。主辟邪、疟、痫、鬼疰②，去三虫③。"《西域传》云："大秦国，一名犁靬，以在海西亦名云汉。海西国地方数千里，有四百余城，人俗有类中国，故谓之大秦国。人合香谓之香，煎其汁为苏合油，其津为苏合油香。"叶庭珪云："苏合香油亦出大食国，气味类于笃耨，以浓净无滓者为上，蕃人多以之涂身。以闽中病大风者亦做之④，可合软香及入药用。"

【注释】

　　①西域：狭义上是指玉门关、阳关以西，今帕米尔高原以东，巴尔喀什湖东、南及新疆广大地区。广义的西域则是指凡是通过狭义西域所能到达的地区，包括亚洲中、西部，印度半岛地区等。

　　②痫（xián）：羊角风。

　　③三虫：小儿三种常见的肠寄生虫病。《诸病源候论》卷五十："三虫者，长虫、赤虫、蛲虫。"

④大风：病名，即麻风。

【译文】

《神农本草》载："生中台川谷。"陶隐居称："俗传是狮子粪，外国说不是。今皆从西域传过来，真苏合香难以辨别，紫赤色，如紫檀，坚实，气味极为芳香，重如石头，烧之以颜色灰白的为好。用以辟邪，治疟疾、癫痫、鬼疰，去三虫。"

《西域传》载："大秦国，一名犂鞬，在海西也叫云汉。海西国地方数千里，有四百余城，风俗有类似中国的地方，所以称为大秦国。人们调配香脂称为香，煎熬其树脂，汁是苏合油，津是苏合油香。"

叶庭珪称："苏合香油也出大食国，气味类似笃

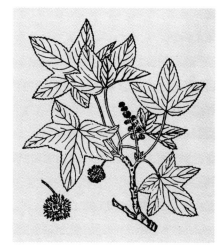

苏合香树

耨，以浓净无滓者为上乘，蕃人多以此油涂身。闽中那些得了麻风病的人也制作此香，可调配软香以及入药用。"

【点评】

苏合香为金缕梅科植物苏合香树所分泌的树脂，又名苏合油、苏合香油、帝膏，产土耳其、叙利亚等小亚细亚南部地区。苏合香始见于《后汉书》："出大秦国"，入药始载于《别录》："出中台川谷。"唐代苏敬《新修本草》载："此香从西域及昆仑来"，指出了苏合香传入中国的大概路径。现广西等南方地区有少量引种栽培。

初夏将树皮击伤或割破深达木部，使香树脂渗入树皮内。至秋季剥下树皮，榨取香脂，残渣加水煮后再压榨，榨出的香脂即为苏合香的初制品。将此初制品溶解在酒精中，过滤，蒸去酒精，则成精制苏合香。宜装于铁筒中，并用清水浸，置阴凉处，以防走失香气。真苏合香容易与其他树木相混。《新修本草》载："一种与紫真檀相似，坚实"者；《梦溪笔谈》有："如坚木，赤色"；苏颂《本草图经》云："今广州虽有苏合香，但类苏木，无香气"者，这些

都不是真正的苏合香。真正的苏合香应当如《新修本草》所云："苏合香，紫赤色，与紫真檀相似，坚实，极芬香，惟重如石，烧之灰白者好。"

苏合香属香药，历来被医家所推崇，尤其在宋代更是达到滥用的地步。《本草图经》曰："药中但用如膏油者，极芬烈。"苏合香有祛寒活血、开窍辟秽、行气止痛的功效。宋代彭乘《墨客挥犀》有："王文正太尉气羸多病，真宗面赐药酒一瓶，令空腹饮之，可以和气血辟外邪，文正饮之大觉安健，因对称谢，上曰：'此苏合香酒也。'每一斗酒以苏合香丸一两同煮，极能调五脏，却腹中诸疾，每胃寒夙，兴则饮一杯，因各出数榼赐近臣，自此臣庶之家皆效为之，苏合香丸因盛行于时。"不过苏合香不能用过，过之则有害。所以清人吴仪洛在《本草从新》说："今人滥用苏合丸，不知诸香走散真气，每见服之，轻病致重，重病即死，惟气体壮实者，庶可暂服一、二丸，否则当深戒也。"

亚湿香

叶庭珪云："出占城国，其香非自然，乃土人以十种香捣和而成[1]，味温而重，气和而长，蒸之胜于他香。"

【注释】

①捣和：捣碎调和。

【译文】

叶庭珪称："产于占城国，其香不是天然所产，而是当地人用十种香捣碎调和而成，味温而重，气和而长，焚烧此香胜过其他香。"

涂肌、拂手香

叶庭珪云："二香俱出真腊、占城国。土人以脑、麝诸香捣和而成，或以涂肌，或以拂手[1]。其香经宿不歇。惟五羊至今用之[2]，他国不尚焉。"

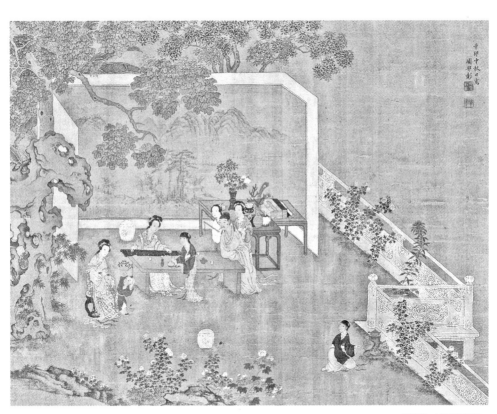

周邦彰《桂园听琴图》

【注释】

①拂：擦。

②五羊：广州的代名词。相传周夷王时，广州海天茫茫，遍地荒芜，人们辛劳终日难得温饱，有五位仙人，著五色衣，骑五色羊，手里各拿一串谷穗，飞至楚庭（广州古称），仙人将谷穗赠与州人，并祝"愿此阛阓（huán huì），永无饥荒"，然后腾空而去，五羊化为巨石，广州因此得名"羊城"、"穗城"。

【译文】

叶庭珪称："二香都出于真腊、占城国。当地人以龙脑、麝香等香料捣碎调和而成，或者用以涂肌肤，或者用以擦手。此香味道过夜仍有。只有五羊城至今还用此香，其他国家并不流行。"

鸡舌香

《唐本草》云："出昆仑国及交广以南①。树有雌雄，皮叶并似栗。其花如梅，结实似枣核者，雌树也，不入香用；无子者，雄树也。采花酿以成香。香微温，主心痛恶疮，疗风毒，去恶气。"

【注释】

①昆仑国：南海诸国之总称，又作掘伦国、骨伦国，原指位于中南半岛东南之岛国。至隋唐时，广指婆罗洲、爪哇、苏门答腊附近诸岛，乃至包括缅甸、马来半岛，为我国广州与印度、波斯间航路之要冲。种族相当于现今马来人种。昆仑人使用之语言，称为昆仑语，可能类似现今马来语之种族语。

【译文】

《唐本草》载："产于昆仑国以及交广以南地区。树有雌雄，皮和叶都似栗树。花如梅，结实似枣核的是雌树，不可作为香料使用；没有子的是雄树。采花酝酿成香，香性微温，治心痛、恶疮、风毒,去恶气。"

丁 香

《山海经》云①:"生东海及昆仑国。二、三月开花,七月方结实。"
《开宝本草》注云②:"生广州,树高丈余,凌冬不凋③。叶似栎而花圆
细④,色黄。子如丁,长四、五分,紫色,中有粗大长寸许者,俗呼为母丁
香,击之则顺理拆⑤。味辛,主风毒,诸肿,能发诸香,及止心疼、霍乱呕
吐,甚验。"叶庭珪云:"丁香,一名丁子香,以其形似丁子也。鸡舌香,
丁香之大者,今所谓丁香母是也。"《日华子》云⑥:"鸡舌香治口气,所
以《三省故事》,郎官含鸡舌香,欲其奏事对答,其气芬芳,至今方书为
然。出大食国。"

【注释】

①《山海经》:先秦古籍,具体成书年代及作者不详,是一部富于神话传说的最古
老的地理书。它主要记述了古代地理、物产、神话、巫术、宗教等,也包括古史、医药、民
俗、民族等内容,还记载了一些至今仍
存在较大争论的奇怪事情。此书最有代
表性的神话寓言故事有:夸父逐日、女
娲补天、精卫填海、鲧禹治水等。

②《开宝本草》:宋开宝六年
(973)诏刘翰、马志等九人取《新修本
草》、《蜀本草》加以详校,参以《本草
拾遗》,"刊正别名,增益品目"。计20
卷,名曰《开宝新详定本草》。翌年又进

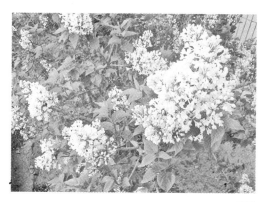

丁香

行重修增加品种，订正分类，收载药物984种，其中新增药134种，共21卷，名曰《开宝重定本草》。该书早已散佚，但其内容可从《证类本草》、《本草纲目》中见到。

③凌冬：寒冬。

④栎（lì）：即"麻栎"，通称"柞树"。一种落叶乔木，花黄褐色，果实叫橡子或橡斗，木材坚硬，树皮可鞣皮或做染料，叶子可喂柞蚕。

⑤顺理拆：丁香上端宿萼有4裂片，干燥丁香质坚脆，破之常纵裂为2瓣。

⑥《日华子》：作者日华子，五代本草学家，原名大明，以号行，四明（今浙江鄞县）人，一说雁门（今属山西）人。此书是我国五代时的本草书，原书为《吴越日华子集》，共20卷，收载药物600多味，原书已散佚，其佚文散见于后代各家本草。

【译文】

《山海经》载："生东海及昆仑国。二、三月开花，七月结实。"《开宝本草》注称："生广州，树高丈余，寒冬不凋谢。叶似栎树叶，花色黄而圆细。子如丁，长四、五分，紫色，粗大长寸许的俗称母丁香，击打则顺理拆开。味辛，治风毒肿大，能发其他香料的味道，止心疼、霍乱呕吐非常有效。"叶庭珪称："丁香，又叫丁子香，以其形似丁子而得名。鸡舌香是大丁香，即今天的丁香母。"《日华子》载："鸡舌香治口气，所以《三省故事》记载，郎官含鸡舌香，使其奏事与皇帝对话时气味芳香，方书都有记载。产于大食国。"

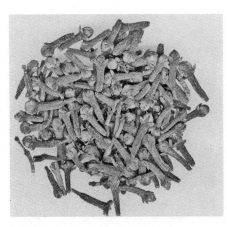

丁香药材

【点评】

丁香，桃金娘科常绿乔木丁香的干燥花蕾，习称公丁香，与观赏用的丁香花（木樨科）是两种截然不同的植物。鸡舌香，又名母丁香，是丁香的成熟果实，性味功效与公丁香相似，但气味较淡，功力较逊。主产于坦桑尼亚、桑给巴尔、马达加斯加、马来西亚、印度尼西亚、斯里兰卡，我国海南也有栽培。通常于9月至次年3月，花蕾由绿转红时采收，晒干，质坚实，富油性，气芳香浓烈，味辛辣。

丁香称得上是古代的"口香糖"。汉代尚书上殿奏事，口含此香，用以芳香口气，《汉官仪》："尚书郎含鸡舌香伏奏事，黄门郎对揖跪受，故称尚书郎怀香握兰，趋走丹墀。"含鸡舌香从此成为历代显贵们不衰的风尚。唐代黄滔《遇罗员外衮》诗："豸角戴时垂素发，鸡香含处隔青天。"唐代李商隐《行次昭应县道上送户部李郎中充昭义攻讨》诗："暂逐虎牙临故绛，远含鸡舌过新丰。"元代李裕《次宋编修显夫南陌诗》："鸡舌遥闻韵，猩唇厌授餐。"明代陈汝元《金莲记·接武》："御杯共醉龙头榜，春雪同含鸡舌香。"

除了去口臭之外，内服丁香能促进胃液分泌，增强消化力，减轻恶心呕吐，缓解腹部气胀，为芳香健胃剂。《名医别录》载："疗风水毒肿。去恶气，疗霍乱心痛"；《蜀本草》载："疗呕逆甚验"。丁香精油透明无色，是蒸馏红色花蕾而得，制造香水不可缺少，对葡萄球菌、链球菌及白喉、变形、绿脓、大肠、痢疾、伤寒等杆菌均有抑制作用。

郁金香

《魏略》云[1]："生大秦国，二、三月花，如红蓝，四、五月采之，甚香，十二叶为百草之英。"《本草拾遗》云："味苦无毒，主虫毒、鬼疰、鸦鹘等臭，除心腹间恶气，入诸香用。"《说文》云[2]："郁金香，芳草也，十叶为贯[3]，百二十贯采以煮之为郁[4]，一曰郁鬯，百草之华，远方所贡方物，合而酿之以降神也。"《物类相感志》云[5]："出伽毗国[6]，华而不实，但取其根而用之。"

【注释】

①《魏略》：魏郎中鱼豢私撰，是记载三国时期魏国的史书。

②《说文》：作者许慎（约58—147），字叔重，东汉汝南召陵（河南郾城）人，汉代

著名的经学家、文字学家、语言学家，是中国文字学的开拓者，著《说文解字》，简称《说文》，是中国首部字典，第一部系统分析字形和考究字源的字书。

③贯：串。

④鬯（chàng）：古代祭祀用的酒，用郁金草酿黑黍而成。

⑤《物类相感志》：苏轼撰写，分身体、衣服、饮食、器用、药品、疾病、文房、果子、蔬菜、花竹、禽鱼、杂著十二门，共四百四十八条。

⑥伽毗（pí）国：今克什米尔。

【译文】

《魏略》称："生大秦国，二、三月开花如红蓝，四、五月采收，味很香，十二叶的是百草之精华。"《本草拾遗》载："味苦，无毒，治虫毒、鬼疰、狐臭，行气，与其他香料调和使用。"《说文》载："郁金香，芳草，十叶为一串，采百二十串煮为鬯酒，又叫郁鬯酒，百草之精华，远方所贡特产，合而酿酒以请神。"《物类相感志》载："出伽毗国，开花不结果，取其根用。"

【点评】

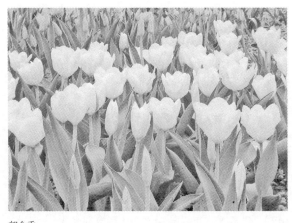

郁金香

被称为郁金香的植物有两种，一种是百合科植物郁金香，一种是姜科植物郁金的根茎。中国古代有许多植物同名但不同种类，容易混为一谈，此处所载应当是两种不同植物的郁金香。"生大秦国，二、三月花，如红蓝"和"出伽毗国，华而不实"，告诉我们此郁金香大致的产地是在中东地区，《魏略》和《物类相感志》所载的应当是百合科的郁金香。百合科郁金香别名：郁香、红蓝花、紫述香、洋荷花、草麝香，原产地中海南北沿岸及中亚细亚和伊朗、土耳其，16世纪传入欧洲，确切起源已难于考证，但现在多认为起源于锡兰及地中海偏西南方向。

东汉杨孚《南州异物志》载："郁金香出罽（jì）宾国（又作凛宾国、劫宾国、羯宾国，为汉朝时西域国名，位于印度北部，今克什米尔一带），人种之，先以供佛，数日萎，然后取之，色正黄，与芙蓉花果嫩莲者相似，可以香酒。"《方舆胜略》载："赛玛尔堪（乌兹别克斯坦东部），西域中大国也，产郁金香，色黄似芙蓉花。"这两个文献所载内容证实了百合科郁金香产于中东地区。中东人将郁金香与穆斯林头巾相联系，因为其花似穆斯林头巾。

左九嫔《郁金香颂》："伊此奇香，名曰郁金。越此殊域，厥珍来寻。芬香酷烈，悦目欣心。明德惟馨，淑人是钦。窈窕淑媛，服之襜襟。永垂名实，旷世弗沉。"傅玄《郁金香赋》："叶萋萋以翠青，英蕴蕴以金黄。树晻霭以成阴，气芬馥以含芳。陵苏合之殊珍，岂艾蒳之足方。荣耀帝寓，香播紫宫。吐芬扬烈，万里望风。"都是对域外植物郁金香的赞美。

《易》有"匕鬯不惊"，"鬯"是一种酒，它用郁金浸泡过，拥有芳香气味。在唐人的描述中，郁金气息芬芳袭人，用来浸酒之后，酒不仅会染上它的香气，而且会呈现金黄色（琥珀色），"兰陵美酒郁金香"就是对它的描述。从"主虫毒、鬼疰、鸦鹘等臭，除心腹间恶气，入诸香用"和"煮之为鬯"来理解，《本草拾遗》、《说文》所提的郁金香应当是姜科植物郁金香。姜科姜黄属郁金香，多年生宿根草本，为姜科植物温郁金、姜黄、广西莪术或蓬莪术的干燥块根。前两者分别习称"温郁金"和"黄丝郁金"，其余按性状不同习称"桂郁金"或"绿丝郁金"。根茎肉质，肥大，黄色。冬季茎叶枯萎后采挖，除去泥沙及细根，蒸或煮至透心，干燥。分布在江苏、浙江、福建、广东、广西、江西、四川、云南等地。味苦，气寒，纯阴，无毒。入心、肺、肝三经。血家要药，又能开郁通滞气，故治郁需之，然而，终不可轻用。因其气味寒凉，有损胃中生气，郁未必开，而胃气先弱，殊失养生之道。至于破血、禁血、止血，亦一时权宜之用，病去即已，而不可恃之为家常日用。

新纂香谱

迷迭香

《广志》云^①："出西域，魏文侯有赋^②，亦尝用。"《本草拾遗》云：
"味辛温无毒，主恶气。今人衣香，烧之去臭。"

【注释】

①《广志》：晋郭义恭撰。内容涉及农业物产、野生动物、香草药材、珠宝玉石、日用杂物、地理气候、异族异俗等，是我国古代一部具有很高学术价值的博物志书，现已散佚。

②魏文侯：战国时期魏国的建立者。姬姓，魏氏，名斯。前445年，继魏桓子即位，在位时礼贤下士。

【译文】

《广志》载："产于西域地区，魏文侯对此香作过赋，也曾经使用过。"《本草拾遗》载："此香味辛温，无毒，治恶气。今人用此香熏衣服，可以去除臭味。"

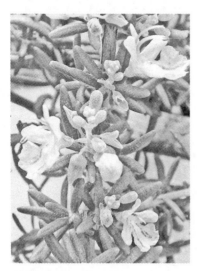

迷迭香

【点评】

迷迭香，唇形科迷迭香属，常绿灌木，原产于地中海等地。叶子多线形长叶片，叶面多深色，背部较淡，花朵为淡蓝色，管状，结成轴状的花串。迷迭香的花与叶都有浓郁的茶香，味辛辣、微苦，从古代起就被用来提高和加强记忆，常被使用在烹饪上，也可用来泡花草茶喝。

迷迭香的主要功能在于收敛和抗氧化，香中的抗氧化成分主要是鼠尾草酸、鼠尾草酚、迷迭香酚、熊果酸、迷迭香酸等。迷迭香提取液中的有效成分与天然有机脂具有很强的亲和性，因此，迷迭香常与有机脂结合制成凝脂产品。

宗教传说强化了迷迭香神圣的力量。在欧洲，迷迭香被广植于教堂四周，教徒将它视为神圣的供品，因此迷迭香又被称为"圣母玛利亚的玫瑰"。另外两个传说和基督教有关。一说迷迭香的味道是耶稣所赐。耶稣在逃离犹太前往埃及途中，将洗好的衣服晾晒在迷迭香上，迷迭香因此被赋予了芳香高贵的气息，具有了神的力量，可以净化驱魔。二是迷迭香的花本来是白色的，在圣母玛利亚带着圣婴耶稣逃往埃及的途中，圣母曾将她的罩袍挂在迷迭香树上，迷迭香的小花瞬间变成蓝色。

迷迭香从西域传入中国后，首先被种在皇宫中。魏文帝曾作《迷迭香赋》："播西都之丽草兮应青春而凝晖，流翠叶于纤柯兮结微根于丹墀，信繁华之速实兮弗见凋于严霜，方暮秋之幽兰兮丽昆仑之芝英，既经时而收采兮遂幽杀以增芳，去枝叶而特御兮入绡縠之雾裳，附玉体以行止兮顺微风而舒光。"此赋赞美了从西域来的迷迭香的香、美与生命力。

木密香

《内典》云[①]："状若槐树。"《异物志》云[②]："其叶如椿。"《交州记》云[③]："树似沉香。"《本草拾遗》云："味甘温无毒，主辟恶、去邪、鬼疰[④]。生南海诸山中，种之五六年乃有香。"

【注释】

①《内典》：该书作者及出处已无从考证。佛教徒称佛经为内典。

②《异物志》：作者是汉代杨孚，字孝元，南海郡番禺（今广州海珠区下渡村）人，汉章帝和汉和帝时，他在当时的京城洛阳任议郎之职。该书又名《南裔异物志》、《交州异物志》、《交趾异物志》，是广东最早记述岭南风俗、物产的一本书，也是我国有关异物志的第一书，后散佚。书中还记录了南海的海上奇观，介绍了海外的许多奇闻。后人沿袭其名，作《异物志》者不少，如谯周、薛莹、孙畅、曹叔等。群书所引，必著撰人之名，惟引议郎书直称《异物志》而已。可见杨孚这一著作，对后世影响之大。

③《交州记》：作者是晋人刘欣明，原书已佚，主要记载了交广地区的物产、风俗人情，其中有许多对香料的记载。

④鬼疰(zhù)：古代病名。

【译文】

《内典》载："外形似槐树。"《异物志》载："其叶如椿树叶。"《交州记》载："树似沉香树。"《本草拾遗》载："味甘温，无毒，用来辟恶、去邪、治鬼疰。生南海诸山中，种五、六年后才有香。"

藒车香①

《本草拾遗》云："味辛温，主鬼气②，去臭及虫鱼蛀物。生彭城③，高数尺，黄叶白花。"《尔雅》云："藒车，芞舆。"注曰："香草也。"

【注释】

①藒(qiè)车：一种楚地产的香草，用以去除臭味及虫蛀。《齐民要术》载："凡诸树木虫蛀者，煎此香冷淋之，即辟也。"据考证，藒车香即今之"苍术"。

②鬼气：旧时称人疾病死亡，常因一种邪气侵袭所致，称之为鬼气。

③彭城：徐州的古称。

【译文】

《本草拾遗》载："味辛温，治鬼气，去臭及虫鱼蛀物。产于彭城，高数尺，黄叶白花。"《尔雅》载："藒车，芞舆。"注称："此物是香草。"

必栗香

《内典》云①："一名化木香，似老椿。"《海药本草》云："味辛温，无毒，主鬼疰心气痛②，断一切恶气。叶落水中，鱼暴死。木可为书轴，碎白鱼，不损书。"

【注释】

①《内典》：该书作者及出处已无从考证。佛教徒称佛经为内典。

②鬼疰（zhù）：古代病名。

【译文】

《内典》载："一名化木香，似老椿树。"《海药本草》载："味辛温，无毒，治鬼疰、心气痛，去恶气。叶落入水中，鱼立即死亡。木可做书轴，杀白鱼书虫，不损坏书籍。"

艾蒳香

《广志》云："出西域，似细艾。又有松树皮上绿衣，亦名艾蒳。可以合诸香，烧之能聚其烟，青白不散。"《本草拾遗》云："味温，无毒，主恶气，杀蛀虫，主腹内冷泄痢，一名石芝。"《字统》云①："香草也。"《异物志》云："叶如枇榈而小②，子似槟榔可食。"

【注释】

①《字统》：燕人阳尼祖孙共同编撰。阳尼去世后，阳承庆在其祖父《字释》的基础上继续搜集资料，扩充内容，将其完成，并将其名改为《字统》，共20卷，是魏晋南北朝时期字典的代表作，但该书早已亡佚。《字统》的价值，可以从唐代惠琳的《一切经音义》、《艺文类聚》这些重要的类书中看出。今天我们所能见到的《字统》内容主

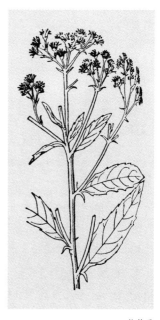

艾蒳香

要来自于这些类书的引用部分。

②栟(bīng)榈：即棕榈。

【译文】

《广志》载："产于西域，似细艾。松树皮上的绿衣也叫艾蒳。可以与其他香料相调配，烧之能聚烟，烟色青白不散。"《本草拾遗》载："味温，无毒，去恶气，杀蛀虫，治腹冷、泄痢，又叫石芝。"《字统》载："艾蒳香是香草。"《异物志》载："叶像棕榈叶，但比棕榈叶小，子似槟榔，可以食用。"

兜娄香

《异物志》云："生海边国①，如都梁香。"《本草》云："性微温，疗霍乱心痛，主风水肿毒恶气，止吐逆。亦合香用。茎叶如水苏。"今按：此香与今之兜娄香不同。

【注释】

①海边国：柬埔寨古时一小国名。

【译文】

《异物志》载："产于海边国，形如都梁香。"《本草》载："兜娄香性微温，治霍乱心痛、风水肿毒、恶气，止吐。也可以与其他香料调配使用。茎叶如水苏。"今按：此香与今之兜娄香不同。

白茅香①

《本草拾遗》云："味甘平，无毒，主恶气，令人身香，煮汁服之，主腹内冷痛。生安南②，如茅根，道家以之煮汤沐浴云。"

【注释】

①白茅香：主治恶气，令人身香，煮汤服治腹内冷。

②安南：今越南，曾包括广西一带。

【译文】

《本草拾遗》载："味甘平，无毒，去恶气，令人身香，煮汁内服，治腹内冷痛。产于安南，如茅根，道家用白茅香煮汤沐浴。"

茅香花①

《唐本草》云："生剑南诸州，其茎叶黑褐色，花白，非白茅也。味苦温，无毒，主中恶反胃，止呕吐。叶苗可煮汤浴，辟邪气，令人身香。"

【注释】

①茅香花：禾本科植物，茅香的花序，别名：茅香、香麻、香茅、香草，分布在山西、山东、甘肃、云南、广东、广西、浙江、福建等地。一般用于煎汤熏洗。

【译文】

《唐本草》载："产于剑南诸州，其茎叶黑褐色，花白，不是白茅。味苦温，无毒，治中恶反胃，止呕吐。叶苗可煮汤沐浴，辟邪气，令人身香。"

兜纳香①

《广志》云："生骠国②。"《魏略》云："出大秦国。"《本草拾遗》云："味甘温，无毒，去恶气，温中除冷。"

【注释】

①兜纳香：温中除暴冷、恶疮肿，止痛生肌。烧之辟远近恶气，带之夜行壮胆安神。

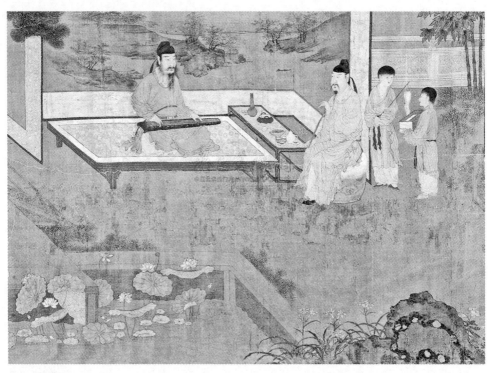

佚名《听琴图》

与茅香柳枝煎汤浴小儿易长。

②骠国：缅甸境内骠族在伊洛瓦底江流域建立的古国。其疆域北抵南诏（今云南德宏和缅甸交界地区），东接陆真腊（今泰国、老挝、柬埔寨接壤一带），西接东天竺（今印度东部阿萨姆邦等地），南至海，据有整个伊洛瓦底江流域。

【译文】

《广志》载："产于骠国。"《魏略》载："产于大秦国。"《本草拾遗》载："此香味甘温，无毒，具有去恶气、温中除冷的功效。"

耕　香

《南方草木状》云①："耕香，茎生细叶。"《本草拾遗》云："味辛温，无毒，主臭鬼气，调中，生乌浒国②。"

【注释】

①《南方草木状》：作者晋人嵇含（262—306），字君道，自号亳丘子，西晋时期的文学家、植物学家，谯国铚县（今安徽濉溪临涣）人，嵇康的侄孙。此书记载了生长在我国广东、广西等地以及越南的植物。上卷草类29种，中卷木类28种，下卷果类17种和竹类6种，共80种，其中有许多是香料植物，是我国现存最早的植物志。

②乌浒国：按杜氏《通典》载："其国在南海之西南，安南之北，朗宁郡所管。"

【译文】

《南方草木状》载："耕香，茎生细叶。"《本草拾遗》载："味辛温，无毒，主治臭鬼气，调和中焦，产于乌浒国。"

雀头香

《本草》云："即香附子也。所在有之，叶茎都是三棱，根若附子，周匝多毛①。交州者最胜②，大如枣核，近道者如杏仁。许荆襄人谓之莎草，根大。能下气除脑腹中热，合和香用之尤佳。"

【注释】

①匝（zā）：周。

②交州：古地名，包括今天越南北、中部和中国广西的一部分。东汉交州治番禺，即今广州，辖今两广及越南北部。

【译文】

《本草》载："就是香附子。处处都有，叶茎都是三棱之形，根若附子，周围多毛。产于交州的最好，大如枣核，近处的如杏仁。许荆襄人称为莎草，根大。能下气，除脑腹中热，与其他香料调配用特别好。"

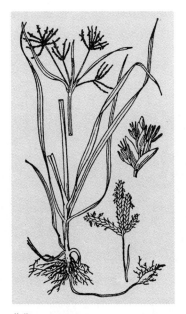

莎草

【点评】

香附，原名"莎草"，莎草科植物莎草的干燥根茎，别名：香头草、回头青、雀头香，产于辽宁、河北、山东、山西、江苏、安徽。始载于《名医别录》，列为中品。《唐本草》始称香附子。李时珍列入草部芳草类，名"莎草香附子"，并说："莎叶如老韭叶而硬，光泽有剑脊棱，五、六月中抽一茎，三棱，中空，茎端复出数叶，开青花，成穗如黍，中有细子，其根有须，须下结子一、二枚，转相延生，子上有细黑毛，大者如羊枣而两头尖，采得燎去毛，暴干货之。"

历代医家称香附是"气病之总司，女科之主帅"。在《本草纲目》中，香附有13种配方，所治之病有40多种，如：得参、术则补气；得归、地则补血；得木香则流滞和中；得檀香则理气醒脾；得沉香则升降诸气；得芎䓖、苍术则总解诸郁；得栀子、黄连则能降火热；得茯神则交济心肾；得茴香、破故纸则引气归元；得厚朴、半夏则决壅消胀；得紫苏、葱白则解散郁气；得三棱、莪术则消磨积块；得艾叶则治血气、暖子宫。

芸　香

《仓颉解诂》曰[1]："芸，蒿叶，似邪蒿[2]，可食。"《鱼豢典略》云[3]："芸香，辟纸鱼蠹，故藏书台称芸台。"《物类相感志》云："香草也。"《说文》云："似苜蓿。"《杂礼图》云[4]："芸，即蒿也，香美可食，今江东人饵为生菜[5]。"

【注释】

①《仓颉解诂》：晋人郭璞（276—324）著。郭璞，字景纯，河东闻喜县（今山西闻喜）人，西晋建平太守郭瑗之子，东晋著名学者，文学家、训诂学家，道学术数大师和游仙诗的祖师。书中对一些动植物、四季、传说等进行了说明，原书已佚。

②邪蒿：多年生草本，茎直立，无毛，具深棱槽，有分枝。

③《鱼豢典略》：区别于《三国典略》。此书是三国时期魏国郎中鱼豢所著。鱼豢在正史中无传，生平无从考知。从隋志及两唐志中可知，鱼豢著有《典略》和《魏略》两部书。内容上起周秦，下至三国，纪事颇广，体裁驳杂，系作者抄录诸史典故而成。《三国典略》是唐朝景龙至开元年间昭文馆学士丘悦所著，记述了南北朝中晚期史事，涉及东魏、西魏、北齐、北周、梁、陈六朝的历史。其所谓三国，指关中、邺郡、江南，与人们熟知的魏、蜀、吴三国概念完全不同。两部《典略》均已失传。

④《杂礼图》：不详。

⑤饵：服食，吃。

新纂香谱

【译文】

《仓颉解诂》载："芸，叶似蒿，像邪蒿，可食用。"《鱼豢典略》载："芸香能避书籍的蛀虫，所以藏书台称为芸台。"《物类相感志》载："芸香是香草。"《说文》载："似苜蓿。"《杂礼图》载："芸，就是蒿，香美可食，今江东人作为生菜吃。"

【点评】

芸香科芸香属多年生草本植物，下部为木质，故又称芸香树。叶片是柑橘科植物中罕见的羽状复叶，鲜明的绿叶略带有麝香味，密布腺点，半透明。茎直立而分枝，从基部开始木质化，枝的尖端会绽开黄色的4瓣或5瓣花。花叶香气浓郁，可入药，有驱虫、祛风、通经的作用。别名：七里香、香草、芸香草、诸葛草、香茅筋骨草、小香茅草、细叶茅草、野芸香草、石灰草、臭草。原产欧亚及加那利群岛，前138年张骞出使西域时引入我国，在川、甘、陕、贵、滇等地栽种。

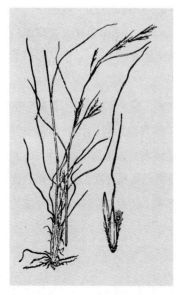

芸香草

芸香草最早记载出现在《礼记·月令》中："（仲冬之月）芸始生"，是中国古代最常用的书籍防虫药草。沈括在《梦溪笔谈》中描写芸草说："古人藏书辟蠹用芸。芸，香草也，今人谓之七里香是也。叶类豌豆，作小丛生，其叶极芬香，秋间叶间微白如粉污。辟蠹殊验，南人采置席下，能去蚤虱。"著名的天一阁藏书楼的图书号称"无蛀书"，据说是因每本书都夹有芸草之故。因芸香与书结缘，与芸草有关的其他东西，也就成了与书卷相关的称呼。古代的校书郎，叫"芸香吏"，白居易曾做过这个官。书室中常备有芸草，书斋就有了"芸窗"、"芸署"、"芸省"等说法。唐代徐坚《初学记》中说："芸香辟纸鱼蠹，故藏书台亦称芸台。"

古代文人多有对芸香的赞美。晋代成公绥《芸香赋》："美芸香之修洁，禀阴阳之淑精。"傅咸《芸香赋》："翠茎叶叶猗猗兮，枝妍媚以回萦；象春松之含曜兮，郁蓊蔚以葱青。"唐代杨巨源《酬令狐员外直夜书怀见寄》："芸香能护字，铅椠善呈书。"宋代周邦彦《应天长》："乱花过，隔院芸香，满地狼藉。"

零陵香

《南越志》云①："一名燕草，又名薰草，生零陵山谷，叶如罗勒。"《山海经》云："薰草，麻叶而方茎，赤花而黑实，气如蘼芜，可以止疠②，即零陵香。"《本草》云："味苦，无毒，主恶气注心、腹痛③，下气④，令体和诸香，或作汤丸用，得酒良。"

【注释】

①《南越志》：南朝宋沈怀远撰。沈怀远，吴兴武康县（今浙江德清）人，初为始兴王璿征北长流参军，因坐事流放广州，后官武康令。《南越志》是他在广州时所撰，共8卷，原本已佚。据《说郛》辑本，此书所载多岭南异物及马援铸铜船等事，是研究南方古代民族史的文献资料之一。

②疠：瘟疫。

③恶气：指秽浊不正之气。注心：是指进入（侵害）心经。恶气注心会导致突然神昏、迷乱等症状。

④下气：就是降气，治疗气逆证如喘咳等。

【译文】

《南越志》载："一名燕草，又叫薰草，生于零陵山谷，叶如罗勒。"《山海经》载："薰草，麻叶方茎，红花黑实，气如蘼芜，可以止瘟疫，就是零陵香。"《本草》载："味苦，无毒，治恶气注心、腹痛，下气，令体和诸香，或做汤丸，用酒送服最好。"

【点评】

零陵香，报春花科植物灵香草的带根全草，别名：薰草（《山海经》）、燕草（《南越志》）、蕙草（《别录》）、香草（《开宝本草》）、铃铃香、铃子香（《梦溪笔谈》）、黄零草、熏香（《本草求真》）、广灵香、平南香、满山香。零陵香之名始载于《嘉祐本草》。分布于四川、云南、贵州、湖北、广东、广西等地。仅江浙地区将罗勒作零陵香。

古人早已将此香栽培入园圃之中，《楚辞》中就有："滋兰之九畹，树蕙之百亩。"《图经本草》载："零陵香，今湖、岭诸州皆有之，多生下湿地。叶如麻，两两相对，茎方气如蘼芜，常以七月中旬开花，至香，古所谓熏草也，或云，薰草亦此也。"零陵香很早就被当做香料使用，《香乘》载："今岭南收之皆作窖灶，以火炭焙干，令黄色乃佳。江淮间亦有土生者，作香亦可用，但不及岭南者芬熏耳。今合香家及面膏，皆用之"，"零陵香，至枯干犹香，入药绝可用，为浸油饰发至佳"。到明时，零陵香在苏南地区已被大面积栽培，《香乘》中有："今镇江、丹阳皆莳而刈之，以酒洒制货之，芬香更烈，谓之香草，与兰草同称。"

都梁香①

《荆州记》云②："都梁县有山③，山上有水，其中生兰草，因名都梁香，形如藿香。"古诗："博山炉中百和香，郁金苏合及都梁。"《广志》云："都梁在淮南，亦名煎泽草也。"

【注释】

①都梁香：唇形科植物地瓜儿苗的茎叶。

②《荆州记》：作者是南朝宋的盛弘之，原书已佚，盛弘之生平行状也不可考。唯《隋书·经籍志》云："《荆州记》三卷，宋临川王侍郎盛弘之撰。"清人曹元忠据《宋书·州郡志》比照《荆州记》，认定成书时间当在宋文帝元嘉十四年（437）左右。该书记载了楚国的发源地、开国君主、都城、建筑、军事、疆域、文化、重大事件等，反映了楚国

的兴衰轨迹, 是重要的研究楚史的资料。

③都梁: 汉文、景帝年间(前179—前141)置武冈县, 治所在今湖南武冈, 辖今洞口、绥宁、武冈、城步等县市一带, 属长沙郡。汉武帝元朔五年(前124)封长沙定王之子刘遂为都梁侯国, 世袭历时131年, 属零陵郡。王莽时废为县。晋武帝太康元年(280)分武冈置都梁县, 治今湖南隆回县桃花坪, 属邵陵郡, 南朝因之。隋开皇十年(590)废都梁县。

【译文】

《荆州记》载:"都梁县有山, 山上有水, 其中生兰草, 因而得名都梁香, 形如藿香。"古诗:"博山炉中百和香, 郁金苏合及都梁。"《广志》载:"都梁在淮南, 也叫煎泽草。"

【点评】

都梁香, 别名: 兰草、泽兰、圆梗泽兰、水香、大泽兰、燕尾香、香水兰、孩儿菊、千金草、香草、醒头草。古诗云:"氍毹(qú yú)五水香, 迷迭及都梁。"都梁香为浴佛五色香水之一, 其中都梁香为青色水, 郁金香为赤色水, 丘际香为白色水, 附子香为黄色水, 安息香为黑色水。在四月八日浴佛节的时候, 以五色水来灌沐佛顶。《诸经要集》卷八中记载, 四月八日浴佛时, 当取三种香: 一都梁香, 二藿香, 三艾香, 合三种草香按而渍之, 此则青色水。经中说明以都梁香作为浴佛香水的方法, 并说浴佛之后的水拿来灌沐自己的头顶, 能获无量福德。按《广志》:"都梁香出交广, 形如藿香。"

古人广种都梁香, 并用此香避虫, 《尔雅翼》中有:"茎叶似泽兰, 广而长节, 节中赤, 高四五尺, 汉诸池馆及许昌宫中皆种之, 可著粉, 藏衣书中辟蠹,

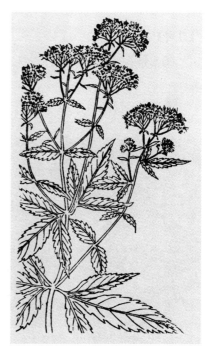

兰草

今都梁香也。"都梁香是常用中药，治经闭，症瘕，产后瘀滞腹痛，身面浮肿，跌扑损伤，金疮，痈肿。

白胶香

《唐本草》云："树高大，木理细，鞭叶三角，商洛间多有①。五月斫为坎②，十二月收脂。"《经史类证本草》云③："枫树，所在有之，南方及关陕尤多。树似白杨，叶圆而岐，二月有花，白色乃连，着实大为鸟卵，八、九月熟，曝干可烧。"《开宝本草》云④："味辛苦，无毒，主瘾疹风痒浮肿，即枫香脂也。"

【注释】

①商洛：因境内有商山、洛水而得名。位于陕西东南部，秦岭南麓，与鄂豫两省交界。

②斫（zhuó）：用刀、斧等砍劈。坎：坑，穴。

③《经史类证本草》：疑为宋人唐慎微等编撰的《重修政和经史证类本草》。唐慎微（1056—1136），字审元，宋蜀州晋原（今四川崇庆）人，元祐年间迁居成都行医。该书汇集药物1746种，是本草学重要文献。

④《开宝本草》：自《新修本草》问世后，历300余年，由于社会发展，药品数量增加，该书已不适应

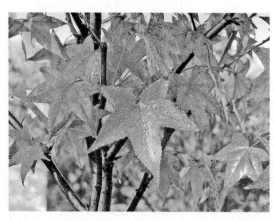

枫树

形势的需要。因此，宋开宝六年（973）诏刘翰、马志等九人取《新修本草》、《蜀本草》加以详校，参以《本草拾遗》，"刊正别名，增益品目"。计20卷，名曰《开宝新详定本草》。翌年又进行重修，增加品种，订正分类，收载药物984种，其中新增药134种，共21卷，名曰《开宝重定本草》。本书早已散佚，但其内容可从《证类本草》、《本草纲目》中见到。

【译文】

《唐本草》载："树高大，木纹理细腻，鞭叶三角形，商洛间多有此香。五月用刀斧将树皮凿出小坑洞，十二月收树脂。"《经史类证本草》载："枫树，处处都有，南方及关陕地区特别多。树似白杨，叶圆而岐，二月有花，白色相连，果实大如鸟蛋，八、九月熟，晒干可焚烧。"《开宝本草》载："味辛苦，无毒，治荨麻疹、风痒、浮肿，就是枫香脂。"

【点评】

白胶香是金缕梅科落叶大乔木枫香树的树脂，又称路路通、枫香脂、枫脂、白胶、胶香，产浙江、江西、福建、云南等地。此香最早见载于嵇含《南方草木状》。于7、8月间选择生长粗壮的大树，凿开树皮，从树根起每隔15—20厘米交错凿开一洞，到11月至次年3月间采收流出的树脂，晒干或自然干燥。干燥树脂为大小不一的椭圆形或球形颗粒，也有呈块状或厚片状者。表面淡黄色，半透明。质松脆，易碎。断面有玻璃光泽。气清香，燃烧时更烈。以质脆、无杂质、火燃香气浓厚者佳。

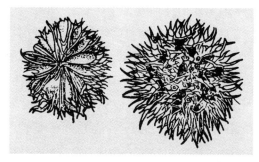

路路通药材

白胶香具有止血、活血、解毒、生肌、止痛的功效。赵学敏在《本草纲目拾遗》中，增加了枫香树的一项药用部分，即它的干燥成熟果实，药名"路路通"，味苦、性平、微涩，能通经利水，除湿热痹痛，治月经不调、周身痹痛、小便不利、腰痛等症。

芳 草

《本草》云："即白芷也，一名茝①，又名莞，又名符离，一名泽芬。生下湿地，河东州谷尤胜，近道亦有之。道家以此香浴，去尸虫。"

【注释】

①茝（zhǐ）：古书上说的一种香草，即"白芷"。

【译文】

《本草》载："即白芷也，一名茝，又叫莞、符离、泽芬。生于下湿地，河东州谷产的特别好，近道也有。道家用白芷进行香浴，能去尸虫。"

【点评】

白芷，伞形科当归属植物杭白芷或祁白芷的根，别名：芷、芳香、苻离、泽芬、番白芷、兴安白芷、库页白芷、杭白芷、柱白芷或云南牛防风、川白芷、香棒、茝。杭白芷栽培于江苏、安徽、浙江、湖南、四川等地，祁白芷为多年生高大草本，河北、河南等地有栽培。白芷野生种的根在东北作独活用，又称香大活。王安石称："茝香可以养鼻，又可养体，故茝字从臣，臣音怡，怡养也。"苏颂云："所在有之，吴地尤多。"

白芷具有祛风解表、散寒止痛、除湿通窍、消肿排脓的功效，可改善人体微循环，促进皮肤新陈代谢，消除色素在组织中过度堆积，去除面部色斑瘢痕，治疗皮肤疮痈疥癣等。《神农本草经》中说，白芷可以长肌肤，润泽颜色，做面脂。"千金面脂方"、慈禧太后的"玉容散"，白芷都是制作面脂的主药。

龙涎香①

叶庭珪云："龙涎，出大食国，其龙多蟠伏于洋中之大石，卧而吐涎，涎浮水面。人见乌林上异禽翔集，众鱼游泳争嘬之②，则没取焉③。然龙涎本无香，其气近于臊，白者如百药煎而腻理④，黑者亚之，如五灵脂

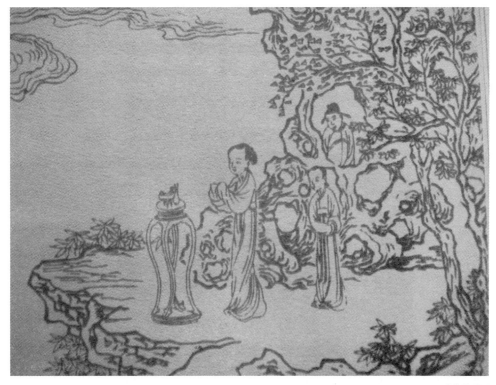

莺莺焚香图

而光泽⑤，能发众香，故多用之，以和香焉。"《潜斋》云⑥："龙涎如胶，每两与金等，舟人得之则巨富矣。"温子皮云："真龙涎，烧之，置杯水于侧，则烟入水，假者则散，尝试之有验。"

【注释】

①龙涎（xián）香：又叫阿末香，抹香鲸大肠末端或直肠始端类似结石的病态分泌

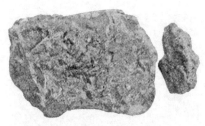

龙涎香

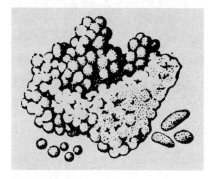

五灵脂药材

物，焚之有持久香气。唐段成式《酉阳杂俎》有："阿末香，拔拔力国所产。"拔拔力，宋人笔记写作"弼琶罗"，即今索马里的柏培拉，阿末则是阿拉伯语amber的对音。涎，唾沫，口水。

②嘈（cǎn）：叮咬。

③殳（shū）：古代的一种武器，用竹木做成，有棱无刃。

④百药煎：中药的一种，由五倍子同茶叶等经发酵制成的块状物，主要用于呼吸系统以及消化系统的治疗与调理。

⑤五灵脂：为复齿鼯鼠的干燥粪便，可用于瘀血内阻、血不归经之出血，如妇女崩漏经多，色紫多块，少腹刺痛。既可单味炒研末，温酒送服，又可与其他药物配合使用。

⑥《潜斋》："潜斋"为清代名医王士雄的书斋名，《潜斋医学丛书》系王氏等医家所撰辑若干种医书之合称，有八种本和十种本之分。

【译文】

叶庭珪称："龙涎产于大食国，其龙盘曲并伏于海洋中的大石之上，卧而吐口水，口水浮于水面。人见乌林上异禽飞聚在一起，众鱼游泳争相叮咬，就用殳击打并取涎。然而龙涎本身不香，其气近于臊臭，白的如同百药煎而有纹理，黑的稍次，如五灵脂而有光泽，能发其他香料的气味，所以多用以与其他香料调配。"《潜斋》载："龙涎如胶，每两与金价等值，船上的人得到此香就会变成巨富。"温子皮称："烧龙涎，放一杯水在旁边，烟就入水，是真龙涎香，假龙涎烟就散，曾试着这么做，非常灵验。"

【点评】

龙涎香，又称灰琥珀，是一种外貌阴灰或黑色的固态蜡状可燃物质，生成于抹香鲸的肠道中。抹香鲸的基本食物是枪鲗鱼类，而枪鲗鱼的尖嘴等食物残骸会扎伤抹香鲸的肠道，其肠道中分泌的龙涎香物质可以裹住这些食物残骸并使伤口愈合，龙涎香再从鲸的肠道中排入海里或者在鲸死后尸体腐烂时掉落水中。

龙涎香由衍生的聚萜烯类物质构成，是一种类似于橡胶的物质，其中多种成分具有沁人心脾的芳香（不少花的香味以及树脂的清香正是由于其含有萜烯化合物而形成的）。天然龙涎香中的龙涎甾，加入香水中后还会在皮肤上生成一层薄膜，使香味经久不散。排入海中的龙涎香起初为浅黑色，在海水的作用下，渐渐地变为灰色、浅灰色，最后成为白色。白色的龙涎香品质最好，身价最高，要经过百年以上海水浸泡，将杂质全漂出来，才能成为龙涎香中的上品。只浸泡了十来年的褐色龙涎香价值最低。

最早详细记述龙涎香之性状与用途的是周去非《岭外代答》："大食西海多龙，枕石一睡，涎沫浮水，积而能坚，鲛人采之，以为至宝。新者色白，稍久则紫，甚久则黑。因至番禺尝见之，不薰不莸，似浮石而轻也。人云龙涎有异香，或云龙涎气腥，能发众香，皆非也。龙涎于香本无损益，但能聚烟耳。和香而用真龙涎，焚之一铢，翠烟浮空，结而不散，座客可用一剪分烟缕。此其所以然者，蜃气楼台之余烈也。"龙涎香之所以广受欢迎，不仅因为可作熏香料，而且功效多。《纲目拾遗》载："活血，益精髓，助阳道，通利血脉。又廖永言：利水通淋，散症结，消气结，逐劳虫。周曲大：能生口中津液，凡口患干燥者含之，能津流盈颊。"

龙涎香气味氤氲、难获稀有，中国古代一般被列为禁榷之物（皇家专卖，民间不得交易）。蔡绦《铁围山丛谈》载，政和间徽宗检察奉辰库，见前朝旧存龙涎香，不知为何物，更不必说用途，于是"以一豆火爇之，辄作异花香气，芬郁满座，终日略不歇"，于是皇帝大奇，命被赐此香的大臣者，不管多少，尽数收归皇宫，称"古龙涎"。诸大宦官争取一饼，可直百缗，用金玉为穴，再以青丝贯之，佩于颈，时于衣领间，摩挲以相示，从此遂作佩香，今佩香始于"古龙涎"。

自古龙涎香几乎与黄金等价。明《稗史汇编》载："诸香中，龙涎最贵重。广州市值，每两不下百千，次等亦五六十千。系番中禁榷之物。"按当时一斤等于十六两，每两1000钱（即一两纹银），那么每斤是16两银子，明朝的一斤约等于现在500克，一个正七品官员的年薪只有45两白银，所以当时龙涎的价格确实昂贵，被列为番中禁榷之物。要识别龙涎香，必须具备相关的生物学、生态学、化学知识，具有长期与海洋打交道的经验。世界龙涎香交易最盛时每年600公斤，随着人类对抹香鲸的大量捕杀，龙涎香资源逐年减少，现在每年贸易额已经减少到100公斤。

甲　香

《唐本草》云："蠡类，生云南者大如掌，青黄色，长四五寸，取壳烧灰用之。南人亦煮其肉啖①。今合香多用，谓能发香，复聚香烟，倾酒密煮制方可，用法见后。"温子皮云："正甲香本是海螺压子也，唯广南来者，其色青黄，长三寸。河中府者只阔寸余②。嘉州亦有，如钱样大，于木上磨令热即投醶酒中③，自然相近者是也。若合香，偶无甲香，则以鲎壳代之④，其势力与甲香均，尾尤好。"

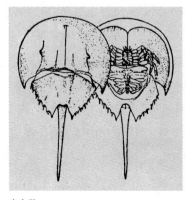

东方鲎

【注释】

①啖（dàn）：吃。

②河中府：今山西永济蒲州镇。

③醶（yàn）酒：味醇的酒。醶，浓，味厚。

④鲎（hòu）：节肢动物，甲壳类，生活在海中，尾坚硬，形状像宝剑。

【译文】

《唐本草》载："蠡类，产于云南的大如掌，青黄色，长四五寸，取壳烧灰用。南人也煮其肉吃。今合香多用甲香，称能发香料的香味，又能聚香烟，用酒密煮制后才可用，用法见后。"温子皮称："正甲香本是海螺压子，产于广南，其色青黄，长三寸。产于河中府的只阔寸余。嘉州也有，如钱样大，在木上磨热就投入味道醇厚的酒中，自然相近。若合香，偶尔没有甲香，用鲎壳代替，其效果与甲香差不多，用鲎壳的尾部效果更佳。"

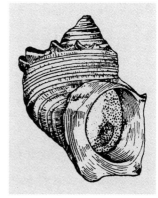

蝾螺

【点评】

甲香，蝾螺科动物蝾螺或其近缘动物的厣（yǎn，螺类介壳口圆片状的盖，由足部表皮分泌的物质所形成）。蝾螺，又名流螺。螺壳大而结实，壳高约9厘米，宽约8厘米。螺层约5—6层，缝合线明显，壳顶较高，体螺层较膨圆，各层宽度增加均匀。壳面有发达的螺肋，肋间尚具有细肋，生长纹粗糙而密，呈鳞片状。壳面灰青色，壳基部膨胀，螺肋生长纹和颜色与壳面类同。厣石灰质，重厚，外面灰绿色和灰黄色，具密集的小粒状突起，中央偏内下方有一旋涡状雕刻。蝾螺生活在低潮线附近的岩石质海底，分布于浙江以南广东、福建等沿海区。《本草图经》载："甲香，生南海，今岭外、闽中近海州郡及明州皆有之，海蠡之厣也。"

中国古人经常用甲香合香用。《南州异物志》载："甲香大者如瓯，面前一边直搀长数寸，围壳岨峿有刺。其厣，杂众香烧之益芳，独烧则臭。今医家稀用，惟合香者用之。"甲香味咸、性平。《唐本草》载："主心腹满痛，气急，止痢，下淋。"《本草拾遗》载："主甲疽，瘘疮，蛇蝎蜂螫，疥癣，头疮。"

麝　香

《唐本草》云："生中台川谷及雍州、益州皆有之[①]。"陶隐居云："形类獐，常食柏叶及啖蛇。或于五月得者，往往有蛇骨。主辟邪、杀鬼精、中恶风毒，疗蛇伤。多以当门一子真香分揉作三四子②，括取血膜，杂以余物。大都亦有精粗，破皮毛共在裹中者为胜。或有夏食蛇虫多，至寒者香满，入春患急痛，自以脚剔出。人有得之者，此香绝胜。带麝非但取香，亦以辟恶。其真香一子着脑间枕之，辟恶梦及尸疰鬼气。"或传有水麝脐，其香尤美。洪氏云："唐天宝中，广中获水麝脐③，香皆水也，每以针取之，香气倍于肉脐。"《倦游录》云："商汝山多群麝④，所遗粪尝就一处，虽远逐食，必还走之，不敢遗迹他处，虑为人获。人反以是求得，必掩群而取之。麝绝爱其脐，每为人所逐，势急，即自投高岩，举爪裂出其香，就絷而死⑤，犹拱四足保其脐。"李商隐诗云⑥："逐岩麝退香⑦。"

【注释】

①雍（yōng）州：中国古九州之一，其名来自于陕西凤翔县境内的雍山、雍水。雍州，一般是指现在陕西中部北部、甘肃（除去东南部）、青海的东北部和宁夏回族自治区一带地方。益州：唐时的益州是成都。

②当门一子：即当门子，是麝香囊内的麝香仁。

③广中：疑为广东、广西地区。

④商汝山：在陕南秦巴山区。

⑤絷（zhí）：束缚。

⑥李商隐（约812—858）：晚唐诗人，擅长骈文写作，他和杜牧合称"小李杜"，与温庭筠合称为"温李"，因诗文与同时期的段成式、温庭筠风格相近，且三人都在家族里排行第十六，故并称为"三十六体"。

⑦逐岩麝退香：指麝被猎人追到无处可逃的地步时，它会撕裂自己的麝香囊，然后投崖而亡。

【译文】

《唐本草》载："产于中台川谷，雍州、益州都有。"陶隐居称："形似獐，常吃柏叶和蛇。于五月猎取的麝，往往有蛇骨。辟邪、杀鬼精，治中恶风毒，疗蛇伤。通常香囊中的麝香仁真香分成三四个小颗粒，刮取血膜，与其他东西相杂。麝香大多也有优劣，麝香囊中夹杂着细毛及内膜皮的，属于比较好的。夏天麝食蛇虫多，至冬天香满，入春后得急痛症后，自己用脚剔出香囊。有人得到过这种香囊，这种香特别好。带麝不仅是为了熏香，还可以香辟恶。将真香一子放在脑间枕着，辟恶梦及尸疰鬼气。"传说有一种水麝脐，其香尤其好。洪刍称："唐天宝中，广中获取水麝脐，脐中都是水，每次用针取香，香气倍于肉脐。"《倦游录》载："商汝山上有很多群麝，所遗粪便只有一处，虽到远处觅食，还回来遗粪便，不敢遗粪便在其他地方，是怕被人捕获。人们反以这种方法获得麝，通常捕获麝群而获取麝香。麝特别爱惜其脐，每当被人追逐，情急之下，就自投高岩，举爪扯裂出香囊，

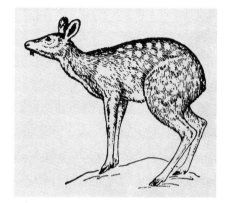

雄麝

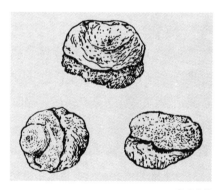

麝香药材

被抓着死时还拱着四足保护脐。"李商隐诗："逐岩麝退香"，描写的就是这种情形。

【点评】

麝香，鹿科动物雄麝的肚脐和生殖器之间腺囊的分泌物，香气浓烈，久闻则有骚臭气，味稍苦而微辣。又名：当门子、脐香、麝脐香、四味臭、臭子、腊子、香脐子。麝香鲜时呈稠厚的黑褐色软膏状，干后为棕黄色粉末，并有大小不同的黑色块状颗粒，俗称"当门子"，并

夹杂有细毛及内膜皮等，质量较优，成粉末状者称"元寸香"。麝主要分布于东北、华北及陕西、甘肃、青海、四川、西藏、云南、贵州、广西、湖北、河南、安徽、河北等地。

麝香辛温，气极香，走窜之性甚烈，有极强的开窍通闭醒神作用，为醒神回苏之要药，最宜闭证神昏，无论寒闭、热闭，都有效果。《本草纲目》载："盖麝香走窜，能通诸窍之不利，开经络之壅遏。"麝香可很快进入肌肉及骨髓，能充分发挥药性。治温病热陷心包，痰热蒙蔽心窍，小儿惊风及中风痰厥等热闭神昏，配伍牛黄、冰片、朱砂等药，组成凉开之剂，如安宫牛黄丸、至宝丹、牛黄抱龙丸等；治中风卒昏，中恶胸腹满痛等寒浊或痰湿阻闭气机，蒙蔽神明之寒闭神昏，配伍苏合香、檀香、安息香等药，组成温开之剂，如苏合香丸。另外，麝香对疮疡肿毒、咽喉肿痛、血瘀经闭、难产、死胎、胞衣不下等症都有疗效。

麝香木

叶庭珪云："出占城国，树老而仆，埋于土而腐，外黑肉黄赤者，其气类于麝，故名焉。其品之下者，盖缘伐生树而取香，故其气恶而劲，此香实肿胧尤多①，南人以为器皿，如花梨木类。"

【注释】

①肿胧（lǒng）：此处指木头上病态的瘤体。

【译文】

叶庭珪称："产于占城国，树老后倒下，埋于土中腐烂，外黑肉黄赤的，其气味类似麝，所以得此名。其品之下者，是因为砍生树而取香，所以其气味恶而劲，此香实瘤体特别多，南人用来作器皿，如花梨木类。"

【点评】

麝香木与花梨木相似。赵汝适《诸蕃志》载："麝香木出占城、真腊，树老仆湮没于土而腐。以熟脱者为上。其气依稀似麝，故谓之麝香。若伐生木取之，则气劲而恶，是为下品。泉人多以为器用,如花梨木之类。"赵汝适与叶庭珪关于麝香木形成的描述与瑞香科沉香属植物沉香形成的过程一致,但麝香木可以用于雕刻或其他小件制作。有些学者在自己论文里引述赵汝适"麝香木"资料时,认为其是花梨木或黄花梨的一种,毫无根据。

麝香草

《述异记》云:"麝香草,一名红兰香,一名金桂香,一名紫述香,出苍梧、郁林郡①。"今吴中亦有②,麝香草似红兰而甚香,最宜合香。

【注释】

①苍梧:位于广西东部。郁林郡:在今广西桂平西。

②吴中:苏州。

【译文】

《述异记》载:"麝香草,又叫红兰香、金桂香、紫述香,产于苍梧郁林郡。"如今吴中也有,麝香草似红兰香而更香,最适宜合香。

【点评】

麝香草,唇形科植物麝香草的全草,又名"百里香",灌木状常绿草本,茎坚硬直立,四棱形,高18—30厘米,多分枝。花冠粉红色,比花萼稍长,上唇直立,油腺明显,有樟脑香味,花期5—6月。原产地中海沿岸,我国有栽培。麝香草可驱虫,麝香草脑对钩虫、鞭虫有麻痹作用,可用于治疗球虫病,但因其毒性较大,已被其他更好的驱虫剂所取代。"郁金香"也叫麝香草,此以形似而言之,实则是两种。正如《魏略》所云:"郁金,状如红兰,则非郁金审矣。"

麝香檀

《琐碎录》云:"一名麝檀香,盖西山桦根也,爇之类煎香。"或云衡山亦有,不及南者。

新纂香谱

【译文】

《琐碎录》载："又叫麝檀香，大概是西山桦木根，焚烧此香似煎香。"或称衡山也有此香，但不及南者好。

栀子香

叶庭珪云："栀子香出大食国，状如红花而浅紫，其香清越而酝藉①，佛书所谓蕡卜花是也。"段成式云："西域蕡卜花即南花、栀子花，诸花少六出，惟栀子花六出。"苏颂云②："栀子，白花，六出，甚芬香，刻房七棱至九棱者为佳。"

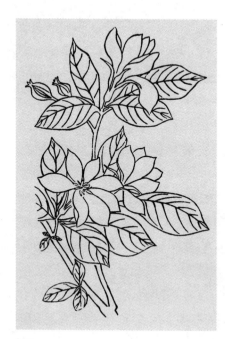

栀子

【注释】

①酝藉（jiè）：含蓄。

②苏颂（1020—1101）：字子容，北宋天文学家、药物学家。出身于厦门同安芦山堂（同安城关）一书香门第。其祖先在唐末随王潮入闽，世代为闽南望族，其父苏绅中过进士。苏颂从小聪敏好学，接受了严格的家庭教育，童年在福建泉州南安长大，后迁居润州丹阳（今江苏镇江一带），官至北宋哲宗宰相。

【译文】

叶庭珪称："栀子香产于大食国，形状如同红花而浅紫色，其香清越而含蓄，佛书所谓蕡卜花就是此香。"段成式称："西域蕡卜花就是南花、栀子花，其他花很少有六瓣，惟栀子花六瓣。"苏颂称:"栀子,白花,六瓣,气味很芳香,果实七棱至九棱者最好。"

【点评】

栀子香,茜草科栀子属。别名:黄栀子、山枝子、大红栀、金栀子、银栀子、山栀花、林兰、木丹、越桃、木横枝、玉荷花。栀子是典型的酸性花卉,南方各地有野生,分布于江西、湖南、浙江、福建、四川。栀子花开时呈白色,浓香,形大质肥厚,花冠高脚碟形,很像古代盛酒器皿——"卮",故得名卮子花(后将"卮"作"栀")。花谢前变为黄色,花期5—7月,随品种不同可延至8月。果实卵形,具6纵棱,扁平,橙黄色,故又称"黄栀子",十月成熟。《本草图经》载:"栀子,今南方及西蜀州郡皆有之。木高七、八尺,叶似李而厚硬,又似樗蒲子,二、三月生白花,花皆六出,甚芬芳,俗说即西域詹匐也。夏、秋结实如诃子状,生青熟黄,中人深红,九月采实暴干……此亦有两、三种,入药者山栀子,方书所谓越桃也。皮薄而圆小,刻房七棱至九棱者为佳。其大而长者,乃作染色,又谓之伏尸栀子,不堪入药用。"

野悉密香

《潜斋》云①:"出佛林国②,亦出波斯国,苗长七八尺,叶似梅,四时敷荣③,其花五出,白色,不结实。花开时遍野皆香,与岭南詹糖相类。西域人常采其花压以为油,甚香滑。唐人以此和香。"或云蔷薇水,即此花油也。亦见《杂俎》。

【注释】

①《潜斋》:即《潜斋文集》,作者宋人何梦桂(1229—1303)。何梦桂,字岩叟,别号潜斋,宋淳安文昌人,咸淳元年(1265)进士,官至大理寺卿。

②佛林国:意大利。

③敷(fū):施予,给予。

【译文】

《潜斋》载："产于佛林国，也产波斯国，苗长七八尺，叶似梅，四时繁茂，其花五瓣，白色，不结果实。花开时遍野都香，与岭南詹糖相类似。西域人常采其花压以为油，甚香滑。唐人以此香油和香。"或称蔷薇水，即此花油也。也见载于《酉阳杂俎》。

蔷薇水①

叶庭珪云："大食国花露也。五代时蕃将蒲诃散以十五瓶效贡②，厥后罕有至者。"今则采末利花，蒸取其液以代焉。然其水多伪杂，试之当用琉璃瓶盛之，翻摇数四，其泡自上下者为真。后周显德五年③，昆明国献蔷薇水十五瓶，得自西域，以之洒衣，衣敝而香不灭。

【注释】

①蔷薇水：蔷薇花香水。

②蒲诃散：穆斯林蒲寿庚的先祖。自宋朝以后，一些穆斯林为了在中国居住方便，入了中国籍，并逐渐把姓名中国化，如阿卜杜拉姓蒲，穆罕默德则改姓马。他们中的佼佼者还成功地步入仕途，并以士大夫形象出没于官场。效贡：进贡，朝贡。

③后周显德五年：958年。

【译文】

叶庭珪称："是大食国花露。五代时蕃将蒲诃散朝贡给皇帝十五瓶，此后很少有来华朝贡此水的。"如今采末利花，蒸取其液以代蔷薇水。但蔷薇水多伪杂，应当用琉璃瓶盛蔷薇水试验，翻摇四下，其泡自上下者是真蔷薇水。后周显德五年，昆明国献蔷薇水十五瓶，得自西域，以此水洒衣，衣服即使敝开但香味仍存。

【点评】

蔷薇水是中国古人接触最早的香水。盛唐时期，大量阿拉伯人到中国经商、朝贡、求学、旅行，带来了他们的香料、用香习俗与蒸制香水技术，唤起了中国人用蒸馏器提香、使用香水的意识。但是，阿拉伯人并不需要把他们蒸馏提香的器具带入中国，只要把用香习俗与蒸馏提香的概念传播到中国，并且告诉中国人，蒸酒器不仅可以制酒，还可以直接用来蒸馏提香，或者，蒸饭用的甑、鬵等蒸具稍微改造一下也可以蒸馏提香。中国人从阿拉伯人那里知道了从香料里可提取芳香油。例如：茉莉油，唐时中国人才了解到大食人能够从"耶塞漫花"中挤压出一种滑腻、芬芳的油。这里的"耶塞漫花"即"茉莉花"。华人知道两种外来的茉莉，一种以来自波斯而命名为"yāsaman"（音译：耶塞漫。学名：Jasminum officinale，此名见于《经行记》。其阿拉伯名yāsmīn，"耶悉茗"之称来源于此）。另一种以来自天竺而名为"mallikā"（音译：茉莉。学名：Jasminum sambac）。这两种茉莉在唐时已移植到中国岭南地区。所以宋人蔡绦在《铁围山丛谈》中说：

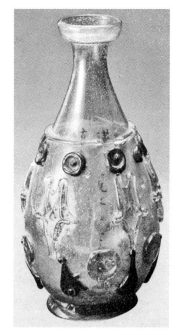

贴苏玻璃瓶

"旧说蔷薇水乃外国采蔷薇花上露水，殆不然。实用白金为甑，采蔷薇花蒸气成水，则屡采屡蒸，积而为香，此所以不败。但异域蔷薇花气，馨烈非常，故大食国蔷薇水虽贮琉璃缶中，蜡密封其外，然香犹透彻，闻数十步，洒著人衣袂，经十数日不歇也，至五羊效外国造香，则不能得蔷薇，第取素馨茉莉花为之，亦足袭人鼻观，但视大食国真蔷薇水，犹奴尔。"

尽管蔡绦时期广州人仿制的香水质量无法与大食的真货相比，但当时阿拉伯蒸馏提香术以及使用香水观念已传入广州。阿拉伯蒸馏提香术从广州传入内地有一定的依据。因为唐宋时期西北疆域不太平，对外开放的港口集中到了东南沿海，其中广州港一直最繁荣。大量阿拉伯人从广州港、泉州港进入中国经商、朝贡、学习、旅行，甚至定居，同时带来了他们的蒸馏提香术。但是并不排除蒸馏提香术也偶尔可从其他途径传入中国。宋人张邦基提到：

"近禁中厚赂敌使,遂得其法煎成(玫瑰油),赐近臣。"从张邦基的文字不难理解,宋宫廷用了贿赂外国使者的手段,才得到提制玫瑰油的技术。至于这里的"外国使者"是从哪个国家来的就不得而知了。

甘松香

《广志》云①:"生凉州②。"《本草拾遗》云:"味温,无毒,主鬼气、卒心、腹痛涨满,发生细叶,煮汤沐浴,令人身香。"

【注释】

①《广志》:晋郭义恭撰。内容涉及农业物产、野生动物、香草药材、珠宝玉石、日用杂物、地理气候、异族异俗等,是我国古代一部具有很高学术价值的博物志书,现已散佚。

②凉州:古地名,即甘肃西北部的武威,地处河西走廊东端,是古丝绸之路上的重镇,有"四凉古都,河西都会"之称。

【译文】

《广志》载:"产于凉州。"《本草拾遗》载:"味温,无毒,治鬼气、心腹疼痛涨满,刚刚萌发的嫩叶,用它煮水沐浴,令人身香。"

兰　香

《川本草》云①:"味辛平,无毒,主利水道、杀虫毒、辟不祥。一名水香,生大吴池泽②。叶似兰,尖长有岐。花红白色而香,俗呼为鼠尾香。煮水浴治风。"

【注释】

①《川本草》:应是宋代及其以前的一部本草文献,作者及年代现已难以考证。

②大吴：苏州。

【译文】

《川本草》载："味辛平，无毒、利小便、杀虫毒、辟不祥。又叫水香，生吴地池泽之处。叶似兰，尖长有岐。花红白色而香，俗呼为鼠尾香。用它煮水沐浴，能治风病。"

木犀香①

《向余异苑图》云②："岩桂，一名七里香，生匡庐诸山谷间。八、九月开花，如枣花，香满岩谷。采花阴干以合香，甚奇。其木坚韧，可作茶品，纹如犀角，故号木犀。"

【注释】

①木犀(xī)：桂花。也作木樨。

②《向余异苑图》：作者疑即向余，文献具体年代现已难以考证。

【译文】

《向余异苑图》载："岩桂，又叫七里香，生于岩岭山谷间。农历八、九月开花如枣花，香满岩谷。采花阴干，用以与其他香料合香，很奇妙。其木坚韧，可作茶品，木纹理如犀牛角，故称木犀。"

【点评】

木犀香，即桂花，木犀科木犀属常绿小乔木或灌

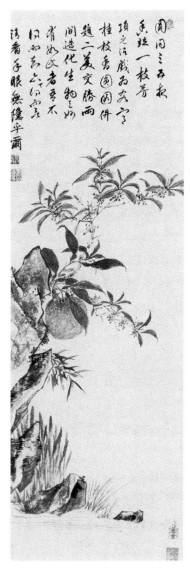

项元汴《桂枝香园图》

木。桂花因其叶脉形如"圭"而称"桂";因其材质致密,纹理如犀而称"木犀";因其自然分布于丛生岩岭间而称"岩桂";因其开花时芬芳扑鼻,香飘数里,因而又叫"七里香"、"九里香"。原产我国西南喜马拉雅山东段、印度、尼泊尔,柬埔寨也有分布。中国西南部、四川、陕西南部、云南、广西、广东、湖南、湖北、江西、安徽等地,均有野生桂花生长,现广泛栽种于淮河流域及以南地区,其适生区北可抵黄河下游,南可至两广、海南。主要有四个品种:金桂、银桂、丹桂和四季桂。花芳香,可提取芳香油,制桂花浸膏,用于食品、化妆品。其味辛,可入药。

文献最早提到桂花是战国时期的《山海经·南山经》,谓"招摇之山多桂"。屈原《楚辞·九歌》也有:"操余弧兮反沦降,援北斗兮酌桂浆。"唐宋以后,文人植桂普遍,吟桂蔚然成风。宋之问《灵隐寺》:"桂子月中落,天香云外飘"的诗句,使后人称桂花为"天香"。李清照在《鹧鸪天》中赞美桂花树是:"暗淡轻黄体性柔,情疏迹远只香留。何须浅碧深红色,自是花中第一流。梅定妒,菊应羞,画栏开处冠中秋。骚人可煞无情思,何事当年不见收。"宋人朱淑真有诗指出桂花开花规律:"月待圆时花正好,花将残后月还亏。"每年农历八月十五日月圆时,桂花盛开,半个月后花凋谢了,月亮也亏缺了。

马蹄香

《本草》云:"即杜蘅也①,叶似葵,形如马蹄,俗呼为马蹄香,药中少用,惟道家服,令人身香。"

【注释】

①杜蘅(héng):即杜若。

【译文】

《本草》载:"即杜蘅,叶似葵,形如马蹄,俗呼为马蹄香,药中少用,只有道家服用,令人身香。"

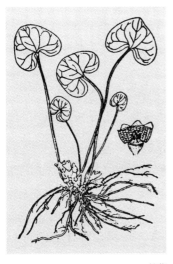

杜蘅

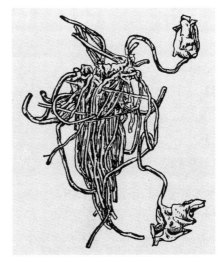

杜蘅药材

【点评】

杜蘅，马兜铃科马蹄香属多年生草本，别名：杜葵、马蹄香、土细辛、土卤、杜若、杜莲、若芝、楚蘅、山姜。分布于江苏、浙江、安徽、湖南、江西等地。《玉篇》载："蘅，杜蘅，香草。"杜蘅根状茎含挥发油，主要成分为丁香油酚、黄樟醚等，可提取芳香油。

杜蘅全草可入药，称为"马辛"。《别录》载："杜蘅味辛，温，无毒。"可用于散风逐寒，消痰行水，活血，平喘，定痛，治风寒感冒，痰饮喘咳，水肿，风湿，跌打损伤，头疼，龋齿痛，痧气腹痛。但是李时珍说，杜若在《神农本草经》里列为"上品"，是治肾、膀胱诸经的要药，但是人们不知道用它，非常可惜。

古代文学作品中常用杜蘅比喻君子、贤人。《楚辞·离骚》有："畦留夷与揭车兮，杂杜蘅与芳芷。"南朝梁江淹《去故乡赋》有："江南之杜蘅兮色以陈，愿使黄鹄兮报佳人。"唐皮日休《九讽·见逐》有："彼茨蓉之丛秽兮，固不能让乎杜蘅。"

蘹 香①

《本草》云："即茴香，叶细茎粗，高者五、六尺，丛生人家庭院中。其子疗风。"

【注释】

①蘹(huái)香：即"茴香"，一种草本植物，茎叶嫩时可食，子实入药。

【译文】

《本草》载："即茴香，叶细茎粗，高的有五、六尺，在房屋的庭院中丛生。茴香子可疗风病。"

【点评】

蘹香，伞形科茴香属一、二年生草本植物，别名：怀香、香丝菜，小茴香、茴香、土茴香、茴香子、蘹香子、野茴香、谷茴香、谷香、香子，产于我国各地和地中海沿岸。

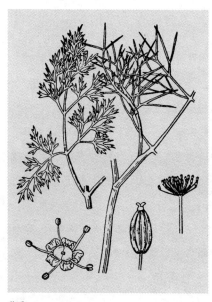

茴香

古今所用茴香早有栽培。《新修本草》云："叶似老胡荽，极细，茎粗，高五、六尺，丛生。"《本草图经》曰："今交、广、诸番及近郡皆有之。七月生花，头如伞盖，黄色，结实如麦而小，青色。北人呼为土茴香。茴、蘹声近，故云耳。八九月采实，阴干，今近道人家园圃种之甚多。"《本草蒙筌》云："小茴香，家园栽种，类蛇床子，色褐轻虚。"《救荒本草》载："今处处有之，人家园圃多种，苗高三四尺，茎粗如笔管，旁有淡黄袴叶，抪茎而生。袴叶上发生青色细叶，似细蓬叶而长，极疏细如丝发状。袴叶间分生叉枝，梢头开花，花头如伞盖，黄色，结子如蒔萝子，微大而长，亦有线瓣。味苦辛,性平,无毒。"《本草纲目》有:"结子大如麦粒,轻而有细棱,俗呼为大茴香,今惟以宁夏出者第一。其他处者,谓之小茴香。"

"茴"字音"回",《备急千金要方》有:"臭肉和水煮,下少许,即无臭气,故曰茴香。酱臭末中亦香。"茴香能除肉中臭气,使之重新添香,故曰"茴香"。小茴香为中国本土自产,故称土茴香、野茴香。大茴香即大料,学名"八角茴香"。李时珍称八角茴香是舶茴香,形色与中国茴香迥别,但气味同,北人得之,咀嚼荐酒。茴香味辛温,有散寒止痛,理气和中的功效,辛散温通,善暖中下二焦,尤以疏肝散寒止痛见长,是治寒疝要药。

蕙 香

《广志》云:"蕙草,绿叶紫花,魏武帝以为香烧之[1]。"

【注释】

[1]魏武帝:曹操(154—220),字孟德,小字阿瞒,沛国谯(今安徽亳州)人,军事家、政治家、诗人,三国时期魏国的主要缔造者,后为魏王。其子曹丕称帝后,追尊他为魏武帝。

【译文】

《广志》载:"即蕙草,绿叶紫花,魏武帝作为香料而烧。"

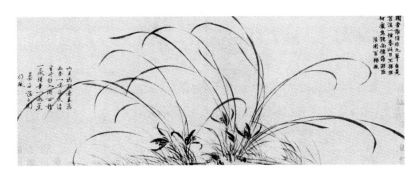

赵孟坚《墨兰图》

【点评】

蕙香,别名:佩兰、蕙兰、蕙草、薰草。由于蕙香盛产于湖南永州的零陵,所以其有一别名"零陵香"。叶线形,花常为浅黄绿色,有深紫红色的脉纹和斑点,香气浓郁,一茎多花,常6—12朵,是比较耐寒的兰花品种之一。蕙香原产中国,分布于秦岭以南、南岭以北及西南广大地区。

当今所称的"兰",古代称之为"蕙",蕙香其实就是指兰花。屈原在《离骚》中说:"扈江离与辟芷兮,纫秋兰以为佩",又说:"兰芷变而不芳兮,荃蕙化而为茅。"中国自古是"一花称兰,多花称蕙"。北宋黄庭坚在《幽芳亭》中对兰花的描述是:"一干一华而香有余者兰,一干五七华而香不足者蕙。"

在文学作品中,多用"蕙"比喻美好的事物。蕙色比喻美色,蕙心比喻女子内心纯美,蕙质比喻女子高洁的品德,兰心蕙质比喻女子的秀外慧中。

蘼芜香①

《本草》云:"蘼芜,一名薇芜,香草也。魏武帝以之藏衣中。"

【注释】

①蘼芜(mí wú):川芎的苗叶,有香味。

【译文】

《本草》载:"蘼芜,又称薇芜,是香草。魏武帝曹操将此香藏于衣中。"

【点评】

蘼芜,伞形科植物川芎的苗叶,别名:蕲茝、薇芜、江蓠。李时珍曰:"蘼芜,其茎叶靡弱而繁芜,故以名之。当归名蕲,白芷名蓠。其叶似当归,其香似白芷,故有蕲茝、江蓠之名。"此香原生于中国。陶弘景称:"蘼芜今出历阳,处处亦有,人家多种之。叶似蛇床而香,方药用甚稀。"

辞书解释,蘼芜苗似芎藭,叶似当归,香气似白芷,是一种香草。郭璞赞云:"花入面脂用。"蘼芜叶子风干可以做香囊,《广志》云:"蘼芜,香草,可藏衣中。"古人相信蘼芜可使妇人多子,所以古乐府有:"上山采蘼芜,下山逢故夫。"

荔枝香①

《通志·草木略》云:"荔枝,亦曰离枝。始传于汉世。初出岭南,后出蜀中,今闽中所产甚盛。"《南海药谱》云②:"荔枝熟,人未采则百虫不敢近,才采之,则乌鸟、蝙蝠之类无不残伤。"今以形如丁香、如盐梅者为上。取其壳合香,甚清馥。

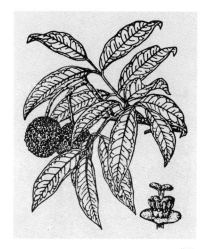

荔枝

【注释】

①荔枝:常绿乔木,偶数羽状复叶,花小,无花瓣,呈绿白或淡黄色,果实熟时紫红色,果味甘美,营养丰富,是我国特产。其壳单独烧不香,但可与其他香料配伍焚烧。

②《南海药谱》:疑为唐末佚名氏所撰,杂记南方药(即中国南部及东南亚地区所产药物)之产地与疗效,内容包括动、植、矿物药,原书已佚,在《证类本草》和《本草纲目》中存有部分佚文。

【译文】

《通志·草木略》载:"荔枝,也称离枝。始传于汉代。一开始产于岭南,后来蜀中也出,今闽中所产特别多。"《南海药谱》载:"荔枝成熟时,人没有采摘则百虫不敢近,刚采过,则鸟雀、蝙蝠之类都来啄食而损果。"如今以形如丁香、盐梅的为上品。取荔枝壳与其他香料合香,气味很清馥。

木兰香

《类证本草》云①："生零陵山谷及太山②，一名林兰，一名杜兰。皮似桂而香。味苦寒，无毒，主明耳目，去臭气。"陶隐居云："今诸处皆有，树类如楠，皮甚薄而味辛香。益州者皮厚③，状如厚朴而气味为胜。今东人皆以山桂皮当之，亦相类。道家用合香。"《通志·草木略》云："世言鲁般刻木兰舟在七里洲中，至今尚存。凡诗所言'木兰'即此耳。"

【注释】

①《类证本草》：疑即宋人唐慎微的《证类本草》。

②零陵山：远古时称零山，故地名零陵。秦汉后叫阳海山、零陵山、阳朔山，清代改称海阳山，"阳"、"洋"谐音，故名海洋山。湘江、漓江水系的分水岭。位于广西东北部兴安、灵川、灌阳、全州等县境内。

【译文】

《类证本草》载："生于零陵山谷及太山，又叫林兰、杜兰。皮似桂而香。味苦寒，无毒，用于明耳目，去臭气。"陶隐居称："如今处处都有，树如楠，皮很薄而味辛香。产于益州的皮厚，状如厚朴而气味上乘。今东人都以山桂皮当作木兰香，也相类似。道家用以与其他香料合香。"《通志·草木略》载："世称鲁般刻木兰舟在七里洲中，至今还存在。凡诗所言'木兰'就是此。"

玄台香

一名玄参。《本草》云："味苦寒，无毒，明目，定五脏。生河南州谷及冤句①。三、四月采根，暴干。"陶隐居云："今出近道，处处有之，茎似人参而长大，根甚黑，亦微香。道家时用亦以合香。"《图经》云："二月生苗，叶似脂麻，又视如柳，细茎青紫。"

【注释】

①冤句：菏泽最古老的地名之一。由于黄河水患，故址已无存。依据史料记载推断，大致有曹县西北说、东明县说、菏泽县西南说等数种说法。

【译文】

一名玄参。《本草》载："味苦寒，无毒，明目，定五脏。生于河南州谷及冤句。三、四月采根，晒干。"陶隐居称："今产于近道，处处都有，茎似人参而长大，根很黑，微有香气。道家也用于与其他香料合香。"《图经》载："二月生苗，叶似脂麻，又看上去像柳，细茎，青紫色。"

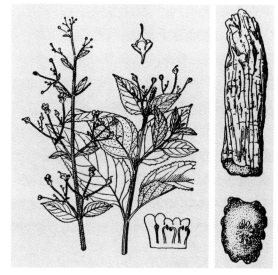

玄参　　玄参药材

【点评】

玄参，玄参科，产于东北、华北及山东、江苏、河南。别名：元参、浙玄参、黑参、乌元参、重台、鬼藏、正马、鹿肠、玄台、逐马、馥草、野脂麻。其味甘、苦、咸，性微寒。《名医别录》载："除胸中气，下水，止烦渴，散颈下核、痈肿、心腹痛、坚症，定五藏。"主治：温热病热和营血、身热、烦渴、舌绛、发斑、骨蒸劳嗽、虚烦不寐、津伤便秘、目涩昏花、咽喉肿痛、瘰疬痰核、痈疽疮毒。

颤风香

今按：此香乃占城之至精好者。盖香树交枝曲干，两相戛磨①，积有岁月，树之精液菁英结成②。伐而取之，老节油透者亦佳，润泽颇类蜜清者最佳。熏衣可经累日香气不止。今江西道临江路清江镇以此香为香中之甲品，价常倍于他香。

【注释】

①戛（jiá）磨：敲击，刮磨。

②菁（jīng）英：精华，精英。

【译文】

今按：此香是占城所产的最精最好的香。由于香树交枝曲干、两相刮磨，天长日久，树的精液、精英结成香。伐树而取香，老节油透的好，润泽很像蜜清的最好。用此香熏衣可多日香气不止。如今江西道临江路清江镇以此香为香中第一，价格常倍于其他香料。

伽阑木①

一作伽蓝木。今按：此香本出迦阑国②，亦占香之种也，或云生南海补陀岩。盖香中之至宝，其价与金等。

【注释】

①伽（qié）阑：也作"伽蓝"，梵语"僧伽蓝摩"的简称，指僧众所住的园林，后指佛寺。"伽阑"与"奇南"音近，"伽阑木"疑即沉香中的极品——"奇南香"，常用来供佛。

②迦阑国：具体的地方难以考证，此国可能盛产"奇南香"，应该在东南亚地区。

【译文】

又称伽蓝木。今按：此香原产迦阑国，也是占城香之一种，或称此香生于南海补陀岩。是香中至宝，其价与金等。

【点评】

"伽阑木"也称茄蓝木、奇南香、伽南香，是一种油性足、质重、性糯的沉香。自古至今，大多数伽阑香产自越南。旧说伽阑香的成因是"香木枝柯窍露者，木立死而本存者，气性皆温故，为大蚁所穴，蚁食石蜜，归而遗香中，岁久渐渍，木受蜜气，结而坚润，则香成矣"。确切说来，它是因树木受到蚁酸刺激而引起薄壁组织贮存的物质发生变化，积成树脂，即所谓"结香"。油脂是伽阑香的主体，最好的伽阑不会沉水，应当是半沉半浮。

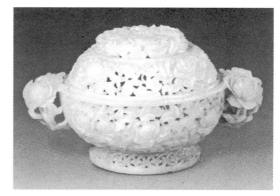

清宫旧藏苏州工镂雕牡丹纹玉香薰

伽阑是香料中的钻石，入口香软、麻凉、黏齿，不燃烧就有清香味，药性比普通沉香温润。古人论沉香，以此为最。伽阑与普通沉香并生，但产量比沉香少，有可能沉香树死后留下伽阑，也有可能在整块或整棵沉香中采到部分伽阑。沉香质坚，雕剔之如刀刮竹；伽阑质软，指刻之如锥画沙。

依香味、外观，可将伽阑分为白棋、绿棋、紫棋、黄棋、红棋。上者曰莺歌绿（俗称绿棋），色如莺毛而闪绿光，油脂切面为墨绿色，绿多黄少；次曰兰花结（俗称紫棋），色嫩绿而黑，香味带甜，质地黏牙；又次曰金丝结（俗称黄棋），色微黄，油脂切面黄多绿少，是年份不足的绿棋，香味虽好，但不持久；再次曰糖结（故俗称红棋），油脂切面为黄褐色，口感带凉味，香味以甜为主；下曰铁结（俗称黑棋），色黑而微坚，油脂较硬，口感以凉味为多，香味不持久，可在活沉香木中发现此香，是等级最廉的伽阑，药中多用。伽阑香是最佳天然抗菌药材，可改善人体循环，有理气、止痛、通窍、提升免疫力功效，是治心脏病的良药。

排香

《安南志》云[①]："好事者多种之，五、六年便有香也。"今按：此香亦占香之大片者。又谓之寿香，盖献寿者多用之。

【注释】

①《安南志》：作者及年代已难以考证。此书应区别于元代越南人黎崱编撰的《安南志略》。

【译文】

《安南志》载："好事的人多种排香，五、六年便有香可结。"今按：此香是占城香的大片之种。又称之为"寿香"，大概是祝寿的人多用此香。

【点评】

从"五、六年便有香"、"占香之大片者"来推断，此处的"排香"应当属于沉香的一种，而不应该是产于四川、湖北、云南、贵州、广东、福建等地的报春花科排草属一年生草本植物的"排香"。因为占城（越南）自古是沉香的主要产地，占香就被约定俗成认为是沉香，而且沉香树种下后需要五、六年才能成香，所以有此推断。

大食水

今按：此香即大食国蔷薇露也。本土人每早起以爪甲于花上取露一滴，置耳轮中①，则口眼耳鼻皆有香气，终日不散。

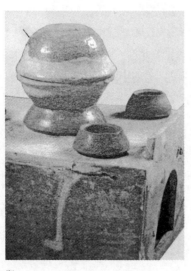

甑

【注释】

①耳轮：耳廓。

【译文】

今按：此香即大食国蔷薇露。大食国人每天早起，用指甲取一滴花露，放在耳廓中，口眼耳鼻都会有香气且终日不散。

【点评】

自古大食是产香的主要地区，有宗教信仰的大食人认为使用香料不仅是高贵身份的象征，而且可以去除不愉快的气味，让神喜爱并接近自己，给自己带来福祉。

孩儿香

一名孩儿土，一名孩儿泥，一名乌爷土。今按：此香乃乌爷国蔷薇树下土也①，本国人呼曰海，今讹传为孩儿②。盖蔷薇四时开花，雨露滋沐，香滴于土。凝如菱角块者佳。今人合茶饼者，往往用之。

【注释】

①乌爷国：具体地区已无从考证。

②讹（é）传：与事实、事件等不相符的传闻。

【译文】

又称为孩儿土、孩儿泥、乌爷土。今按：此香是乌爷国蔷薇树下土，本国人称为"海"，如今讹传为"孩儿"。因为蔷薇四时开花，雨露滋润花朵后，花香滴在土上。凝结如同菱角块的最好。今天制作茶饼的人用此香。

紫茸香①

一名狖香。今按：此香亦出沉速香之中，至薄而腻理，色正紫黑，焚之虽数十步犹闻其香，或云沉之至精者。近时有得此香，因祷祠爇于山上②，而下上数里皆闻之。

【注释】

①紫茸香：沉香的一种。此香以颜色紫黑、质地柔软而得名，可能是奇楠香中的"紫棋"。

②祷祠: 祈神祭祀。

【译文】

又称狘香。今接: 此香出于沉速香之中, 特别薄而且纹理细腻, 颜色紫黑, 焚烧此香, 在数十步之外还能闻到其香味, 或称此香是最精致的沉香。近时有人得到紫茸香, 在山上焚烧此香祈神祭祀, 下上数里都能闻到香味。

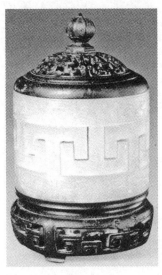

山字纹玉香熏

珠子散香

滴乳香之至莹净者①。

【注释】

①莹净: 清楚。

【译文】

滴乳香中最透明干净的香。

【点评】

乳香因采收方式、形状、质地不同, 有许多名称。滴乳香是因外形似乳房而命名。珠子散香因晶莹透明, 应当是滴乳香中质量较高的一种。

熏华香①

今按: 此香盖以海南降真劈作薄片, 用大食蔷薇水浸透, 于甑内蒸干, 慢火爇之, 最为清绝, 樟镇所售尤佳。

【注释】

①熏华香: 即熏爇花香。华, 通"花"。

【译文】

今按：将海南降真香劈成薄片，以大食蔷薇水浸透，再放在甑里蒸干，用小火徐徐熏蒸此香，味道最清绝，樟镇所售此香尤佳。

【点评】

用降真香与蔷薇水相配，是古人的合香方法之一。降真香属于木香，蔷薇水属于花香，二者香型与香调不同，精油挥发时间也不一样。古人将二者相配，熏蒸此香时，首先挥发的是前调蔷薇花香，然后是降真木香，所以味道绵延不绝。这种合香的方法是现代调配香水的雏形。

榄子香①

今按：此香出占城国，盖占香树为虫蛀镂，香之英华结子水心中，虫所不能蚀者，形如橄榄核，故名焉。

【注释】

①榄子香：沉香的一种，即"虫漏"。

【译文】

今按：这种香产于占城国，大概是占香树被虫蛀漏，香的精华在水心中结子，虫不能蛀蚀，外形如同橄榄核，所以得此名。

南方花

余向云："南方花皆可合香，如末利、阇提、佛桑、渠那香花①，本出西域，佛书所载，其后传本来闽岭，至今遂盛。"又有大含笑花、素馨花②。就中小含笑，香尤酷烈，其花常若菡萏之未敷者③，故有含笑之名。又有麝香花，夏开，与真麝香无异。又有麝香木，亦类麝香气。此等皆畏寒，故北地莫能植也。或传吴家香用此诸花合。温子皮云："素馨、末利摘下，花蕊香才过，即以酒噀之④，复香。凡是生香蒸过为佳。"每四时，遇花之香者，皆次次蒸之，如梅花、瑞香、酴醿、密友、栀子、末利、木犀及橙橘花之类皆可蒸⑤。他日爇之则群花之香毕备。

【注释】

①末利：又作茉莉花，木樨科常绿小灌木或藤本状灌木。汉代从亚洲西南传入中国，所以有诗："茉莉名佳花亦佳，远从佛国到中华。"目前产于中国、印度、阿拉伯、伊朗、埃及、土耳其、摩洛哥、阿尔及利亚。可用于熏制茶叶、提炼茉莉油、蒸取汁液代替蔷薇露。阇（dū）提：金钱花的别名，又名阇帝、阇底，亚热带性常绿灌木，树干直立，树枝呈藤状悬垂，叶为对生，小叶呈垂卵状，花为白色，味道芬芳。宋代陈善《扪虱新话》有："南中花木有北地所无者，茉莉花、含笑花、阇提花、渠那异花之类……阇提花微似栀子香，而色雪白。"《法华经》卷第六《法师功德品》中说："如果有善男子、善女人受持此经，则能成就八百种鼻根的功德，能闻到三千大千世界，上下内外种种诸香，及须曼那华香、阇提花香、茉莉花香等，并清楚分别。"阇提花的香味，类似支子花香。《香王菩萨陀罗尼咒经》记载了以阇提花修香王菩萨的方法："其法随以何目十四、十五日作，然取阇提花一千零八茎，诵一遍掷像身胸上，作法以后，每夜半须起，像前常诵一千八遍，至自有人送钱财，其钱财亦不得积聚悭贪，即须用度及施贫乏。"佛桑：锦葵科木槿属落叶小乔木，原产我国。一名扶桑，枝头类桑与槿，花色殷红，似芍药差小，而轻柔过之。《本草纲目》中有朱槿、赤槿、旦及等名。李时珍称，扶桑乃木槿别种，花有红、白、黄三种，红者尤贵，呼为朱槿，其花深红色，五出，大如蜀葵，有蕊一条，长于花叶，上缀金屑，日光所灿，疑如焰生。

②含笑花：木兰科含笑属，别名笑美、含笑梅、山节子、白兰花、唐黄心树、香蕉花、香蕉灌木。因气味香醇浓久却不浊腻，含笑花自古是人们喜爱的香花植物，是极佳的天然香料，可用以提炼精油。含笑花属内的植物约有近50种，性不耐寒，大多散布于亚洲的

热带、亚热带和温带地区。我国原产者多达30余种，主产于江西南部、广东、福建等南方各省。宋代陈善《扪虱新话》有："南中花木有北地所无者，茉莉花、含笑花、阇提花、鹰爪花之类……含笑有大小。小含笑有四时花，然惟夏中最盛。又有紫含笑，香尤酷烈。"宋人邓润甫有诗赞美含笑花，称："自有嫣然态，风前欲笑人。涓涓朝露泣，盎盎夜生春。"素馨花：木犀科素馨花属，又名素英、耶悉茗花、野悉蜜、玉芙蓉、素馨针。花多白色，极芳香。素馨花外形极似茉莉，香味也极其浓郁，但实际上，素馨花与茉莉区别很大。素馨花枝条柔长而垂坠，每一枝每一茎都须用屏架扶起，不可自竖，而茉莉花则亭亭玉立，刚劲秀茂。于是有人称素馨花为"花之最弱者"。相传它与茉莉均汉时陆贾自西域引种于南海，所以《南方草木状》中有："耶悉茗花、末利花，皆自西国移植于南海，南人怜其芳香，竞植之。"

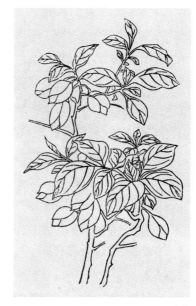

含笑

③菡萏（hàn dàn）：荷花的别称。敷（fū）：开花。

④噀（xùn）：喷。

⑤酴醾（tú mí）：也作"酴釄"、"酴醾"、"荼蘼"，蔷薇科落叶或半常绿蔓生小灌木，别名：佛见笑、百宜枝、独步春、琼绶带、白蔓君、雪梅墩等。原产于我国。陆游有诗："吴地春寒花渐晚，北归一路摘香来。"《群芳谱》上说，"色黄如酒，固加酉字作'酴醾'"。

【译文】

我一向说："南方花都可以调配香料，如末利、阇提、佛桑、渠那香花，原本产于西域，佛书所载，后来传入闽岭地区，至今竟特别茂盛。"又有大含笑花、素馨花。尤其是小含笑的香味特别酷烈，其花常像未开的荷花，所以有含笑之名。又有麝香花，夏开，与真麝的香味

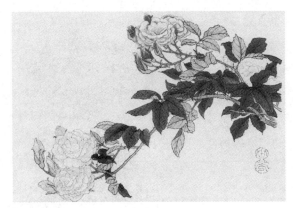

田世光《酴醾》

没有差异。又有麝香木，气味也类似麝香。这些香花都怕寒，所以北地不能种植。相传吴家香用这些香花调配。温子皮称："素馨、末利摘下后，花蕊的香味刚过去，就用酒喷这些花，香味又会出来。凡是生香蒸过最好。"一年四季，遇到香花，都可一次次地蒸香，如梅花、瑞香、酴醾、密友、栀子、末利、木犀及橙橘花之类都可蒸。将来某一天熏烧这些香就会群花之香都具备。

【点评】

气候温热的五岭以南地区自古产香，除了沉香之外，还盛产茉莉、素馨（耶悉茗）、含笑、酴醾、木犀（桂花）、橙橘之类的香花，都可称为"南方花"。这些"南方花"有的原产中国，如橙橘之类；有的自域外传入，如茉莉、素馨在汉时就自西域传入，所以有"茉莉名佳花亦佳，远从佛国到中华"等诗词。因为盛产香花，五岭以南地区多有"花田"、"香林"、"香市"、"花市"、"香洲"。

在岭南地区还有不少关于香花的美丽传说，其中以素馨最有名。南汉王刘𬬮有个名叫素馨的司花宫女，生前喜欢佩戴"耶悉茗"花，死后葬在广州北郊，坟头上长满了"耶悉茗"。人们为怀念这个女子，就把"耶悉茗"改称为"素馨"。有诗称素馨是："种传香国无双色，品是珠江第一花。"

种植香花在古代岭南非常普遍，当地女子"一生衣食在香花"。广州河南的"花田"，自古栽种素馨、茉莉。清代钮琇《觚剩》一书描写得极为生动："珠江南岸行六七里为庄头村，以艺素馨为业，多至一二百亩……花时悬珠玉照，数里一白，是曰'花田'。"《羊城竹枝词》称：

"附郭烟村十万家，家家衣食素馨茶。花田儿女花为命，妾独河南歌采茶。"素馨花又叫"河南花"，河南也因此有"花洲"之称。这里男人种花，女人在天不亮时就来采花骨朵，然后用湿布蒙上运到集市上去卖，所以有诗云"花田一片光如雪，照见卖花人过河"。

南人多喜以香花妆饰、食用。花农运送素馨的集散码头，称"花渡头"；用素馨花装饰的游船，称"花艇"；用素馨花装饰的灯具，称"花灯"；女子用素馨花和茉莉花串成圆环，套在头上，称"花梳"；女子以花蒸油取液，调成面脂头泽，称能长发润肌；南人取花蓓蕾，杂以佳茗，或带露置于瓶中，经一宿，以其水点茗，或作格悬系瓮口，离酒一指许，用纸封瓮瓶，半个月后酒味香浓。南方香花品种多，除了素馨、茉莉，含笑、栀子、桂花等香花都可以用来提炼芳香精油，熏制香茶等。

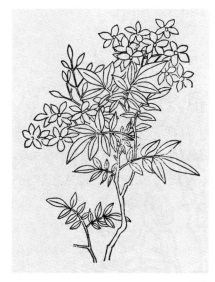

素馨

花熏香诀

用好降真香结实者截断，约一寸许，利刀劈作薄片，以豆腐浆煮之，俟水香，去水，又以水煮，至香味去尽，取出，再以末茶或叶茶煮百沸，漉出阴干①，随意用诸花熏之。其法：以净瓦缶一个②，先铺花一层，铺香片一层，铺花一层及香片，如此重重铺盖了，以油纸封口，饭甑上蒸，少时取起，不得解，待过数日取烧，则香气全矣。或以旧竹辟簹依上煮制③，代降，采橘叶捣烂代诸花，熏之，其香清若春时晓行山径。所谓草木真天香，殆此之谓。

【注释】

①漉（lù）：过滤。

②瓦缶（fǒu）：瓦器，圆腹小口，用以盛酒浆等。

③簀（zé）：竹席。

【译文】

截断结实的好降真香约一寸，用利刀将降真香劈成薄片，以豆腐浆煮降真香，等水香后，倒去水，再用水煮，直到香味去尽，取出降真香木，再以末茶或叶茶煮降真香木，沸腾百下后滤出香木，再阴干，随意用诸花熏降真香木。其方法是：用一个干净的瓦器，在器中先铺花一层，再铺香片一层，铺花一层及香片，如此重重铺盖，再以油纸封住器口，将此瓦器放在饭甑上蒸，一会儿就取起，不要开器口，等过数日后取出香木熏烧，则香气都具备。或以旧竹子劈成席状，依上面的方法煮制，以代降真香木，再采橘叶捣烂代诸花，熏烧此香，其香味似春天的早晨行走在山间一般清新。所谓草木真天香，大概说的就是这个。

【点评】

熏香料的品种很多，按外形可分为原态香材、线香、盘香、香丸、香粉、香篆、香饼、香塔、香膏等。"檀香单焚，裸烧易气浮上造，久之使神不能安。"古人早已认识到熏烧原态香材的局限，产生了配伍合香的观念。对于香的制作，中国古代已有一套与中医学说、道家外丹学说一脉相承的理论，不仅"以味养鼻"，而且"以味养神"、"以味养生"。

香草名释

《遁斋闲览》云①："《楚辞》所咏香草曰兰、曰荪、曰茝、曰药、曰蘼、曰芷、曰荃、曰蕙、曰蘪芜、曰江蓠、曰杜若、曰杜蘅、曰薜车、曰蕳美②，其类不一，不能尽识其名状，释者但一切谓之香草而已。"其间一物而备数名者亦有，与今人所呼不同者。如兰一物，传谓有国香，而诸家之说，但各以色自相非毁，莫辨其真。或以为都梁，或以为泽兰，或以兰草，今当以泽兰为正。山中又有一种叶大如麦门冬，春开花，甚香，此别名幽兰也。苏则涧溪中所生，今人所谓石菖蒲者，然实非菖蒲。叶柔脆易折，不若兰荪之坚劲。杂小石清水植之盆中，久而郁茂可爱。茝、药、蔖、芷虽有四名，而祗是一物，今所谓白芷是也。蕙，即零陵也，一名熏。蘼芜，即芎䓖苗也，一名江蓠。杜若，即山姜也。杜蘅，今人呼为马蹄香。惟荃与藁车、蕳蕑终莫能识。骚人类以香草比君子耳。他日求田问舍，当求其本，列植栏槛，以为楚香亭，欲为芬芳满前，终日幽对，相见骚人之雅趣以寓意耳。《通志·草木略》云："兰即蕙，蕙即熏，熏即零陵香。"《楚辞》云："滋兰九畹③，种蕙百亩"，互言也。古方谓之薰草，故《名医别录》出薰草条④；近方谓之零陵香，故《开宝本草》出零陵香条⑤。《神农本经》谓之兰⑥。余昔修本草，以二条贯于兰后，明一物也。且兰旧名煎泽草，妇人和油泽头，故以名焉。《南越志》云⑦："零陵香，一名燕草，又名薰草，即香草，生零陵山谷。今潮岭诸州皆有。"又《别录》云："薰草，一名蕙草，明薰蕙之兰也。以其质香，故可以为膏泽，可以涂宫室。"近世一种草，如茅叶而嫩，其根谓之土续断，其花馥郁，故得兰名，误为人所赋咏。泽芬曰白芷、曰白蒚、曰蔺、曰茝、曰荷蒻，楚人谓之药。其叶谓之蒿，与兰同德，俱生下湿。泽兰曰虎兰、曰龙枣、曰虎蒲、

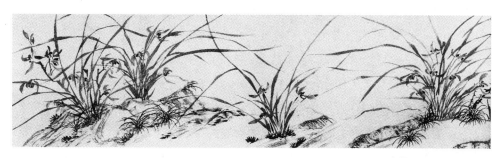

文徵明《兰竹图》（局部）

曰兰香、曰都梁香，如兰而茎方，叶不润，生于水中，名曰水香。茈胡曰地熏、曰山菜、曰菔草叶、曰芸蒿，味辛，可食，生银夏者芬馨之气射于云间，多白鹤青鹤翱翔其上⑧。《琐碎录》云："古人藏书辟蠹用芸。"芸，香草也，今七里香是也，南人采置席下，能辟虱。香草之类大率异名。所谓兰荪，即菖蒲也；蕙，今零陵香也；蒤⑨，今白芷也。朱文公《离骚》注云⑩："兰蕙二物，《本草》言之甚详。大抵古之所谓香草，必其花叶皆香而燥湿不变，故可刈而为佩⑪。今之所谓兰蕙，则其花虽香而叶乃无气，其香虽美而质弱易萎，非可刈佩也。"

【注释】

①《遁斋闲览》：宋人陈正敏编撰。共十四卷，原书久佚。

②荪(sūn)：香草。一种芳香植物，亦名"荃"。芷(zhǐ)：香草名，即"白芷"。蕥(xiāo)：一种香草，即"白芷"。荃(quán)：香草名，即"菖蒲"，又名"荪"。古用以比喻君主。江蓠：一种香草。据辞书解释，苗似芎䓖，叶似当归，香气似白芷。藒(qiè)车：一种香草，用以驱虫。菌(liú)黄：一种香草。

③滋：种植。畹(wǎn)：古代地积单位。说法不一，一说30亩为一畹，一说12亩为一畹。

④《名医别录》：简称《别录》，3卷，约成书于汉末。秦汉医家在补充《神农本草经》药物的药性、功用、主治等内容之外，又补记365种新药物，分别记述其性味、有毒无毒、功效主治、七情忌宜、产地等。由于该书系历代医家陆续汇集，故称为《名医别录》，原书早佚，但其内容仍可从后世的《大观本草》、《政和本草》中窥知。

⑤《开宝本草》：宋开宝六年(973)诏刘翰、马志等九人取《新修本草》、《蜀本草》加以详校，参以《本草拾遗》，"刊正别名，增益品目"，计20卷，名曰《开宝新详定本草》。翌年又进行重修增加品种，订正分类，收载药物984种，其中新增药134种，共21

卷，名曰《开宝重定本草》。本书早已散佚，但其内容可从《证类本草》、《本草纲目》中见到。

⑥《神农本经》：简称《本草经》或《本经》，是中国现存最早的药物学专著，成书于东汉，并非出自一时一人之手，是秦汉时期众多医学家总结、搜集、整理当时药物学经验成果的专著，是对中国中草药的第一次系统总结。全书分三卷，载药365种（植物药252种，动物药67种，矿物药46种），分上、中、下三品，其中规定的大部分药物学理论和配伍规则以及提出的"七情合和"原则在几千年的用药实践中发挥了巨大作用。

⑦《南越志》：南朝宋沈怀远撰。八卷。原本已佚。

⑧白鹤青鹤：指白色或青色的鸟。翱（áo）翔：在空中（常指在高空）飞行或盘旋。

⑨茞（chǎi）："茝"的一种古体写法，即白芷。

⑩朱文公：朱熹（1130—1200），字元晦，今江西婺源人，19岁进士及第，曾任荆湖南路安抚使，仕至宝文阁待制。南宋著名的理学家、闽学派的代表人物，世称朱子，是孔子、孟子以来最杰出的弘扬儒学的大师。

⑪刈（yì）：割。

【译文】

《遁斋闲览》载："《楚辞》所称香草为兰、荪、茝、药、蘼、芷、荃、蕙、蘪芜、江蓠、杜若、杜蘅、藒车、蕌荑，种类不一样，不能都认识其名称和形状，解释的人把这一切都称为香草。"其中有一物有数种名称，而与今人所称呼不同。如兰，传称兰有国香，诸家之说，各以颜色自相非毁，不能认识兰的真实名状。或以为兰应当是都梁，或是泽兰，或是兰草，如今以泽兰为正宗。山中又有一种叶大如麦门冬，春天开花，特别香，别名幽兰。荪生在涧溪中，今人称为石菖蒲，然实非菖蒲，叶柔脆易折，不如兰荪坚劲。与小石、清水相杂后植入盆中，时间久后郁茂可爱。茝、药、蘼、芷虽有四名，但只是一物，就是今天所说的白芷。蕙，即零陵香，一名熏。蘪芜，即芎劳苗，一名江蓠。杜若，即山姜。杜蘅，今人称为马蹄香。只有荃与藒车、蕌荑不能认识。诗人以香草比喻君子。他日购买田地房屋，当求其本，植入栏杆，作为楚香亭，希望芬芳满前，终日幽对，可见诗人的雅趣寓意。《通志·草木略》载："兰即蕙，蕙即熏，熏即零陵香。"《楚辞》载："滋兰九畹，种蕙百亩"，互相阐发其意。古配方称之为薰草，所以《名医别录》有"薰草"条；近配方称之为零陵香，所以《开宝本草》有"零陵香"条。《神农本经》称之为"兰"。我曾修《本草》，将"薰草"和"零陵香"二条放在兰后，表明是一物。兰旧名"煎泽草"，妇人用以和油泽头，所以得此名。《南越志》载："零陵香，一名燕草，又叫薰草，即香草，生于零陵山谷。今潮岭诸州都有。"《别录》载：

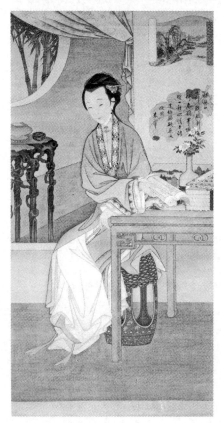

佚名《雍正妃行乐图》

"薰草，一名蕙草，表明薰蕙之兰。以其质地芳香，所以可以做膏泽，可以涂宫室。"近世有一种草，如茅叶而嫩，其根称之为土续断，其花馥郁，所以得兰名，误被人所赋咏。泽芬称为白芷、白菮、蓠、茝、荷萳，楚人称为药。其叶称为蒿，与兰同品性，都生于下湿地。泽兰称为虎兰、龙枣、虎蒲、兰香、都梁香，如兰，方茎，叶不润，生于水中，名水香。芷胡称地熏、山菜、莨草叶、芸蒿，味辛，可食，生于银夏的芷胡芬馨之气可射于云间，多有白鹤青鹤翱翔其上。《琐碎录》载："古人藏书辟蠹用芸。"芸，香草，就是今天的七里香，南人采芸放在席下，能避虱。香草之类大都不同名。所谓兰荪，即菖蒲；蕙，今零陵香；菮，今白芷。朱文公《离骚》注载："兰蕙二物，《本草》言之甚详。总体说来古之所谓香草，必定其花叶都香，并且燥湿不变其香，所以可采割下来佩戴。如今所谓兰蕙，其花虽香而叶无气，其香虽美而质弱易萎，不可采割下来佩戴。"

香　异

都夷香

《洞冥记》云①："香如枣核，食一颗，历月不饥。或投水中，俄满大盂也②。"

【注释】

①《洞冥记》：又作《汉武帝别国洞冥记》、《汉武洞冥记》，共四卷60则故事，旧本题后汉郭宪撰。郭宪，字子横，东汉初人，汝南宋（今安徽太和）人。

②俄：短暂的时间，一会儿。盂（yú）：盛饮食或其他液体的圆口器皿。

【译文】

《洞冥记》载："香如枣核，吃一颗，一个月不会饥饿。投入水中，一会儿就将大器皿涨满了。"

荼芜香

王子年《拾遗记》云："燕昭王时，广延国进二舞人①，王以荼芜香屑铺地四、五寸，使舞人立其上，弥日无迹。香出波弋国②，浸地则土石皆香，着朽木腐草，莫不茂蔚，以薰枯骨，则肌肉皆香。"又见《独异志》③。

【注释】

①广延国：西域一国。

②波弋（yì）国：亦名波祇国，即波斯国。

③《独异志》：一部轶事兼志怪的小说集，唐李亢撰，原本10卷已散佚，传世明抄本

与《稗海》本均为3卷。

【译文】

　　王子年《拾遗记》载："燕昭王时，广延国进献两个舞人，王用荼芜香屑铺地四、五寸，让舞人立在香屑上，香屑上整日没有足迹。荼芜香产于波弋国，放在地上则土石都香，接触到朽木腐草，草木都茂盛，以香薰枯骨，肌肉都香。"又见《独异志》。

辟寒香

　　辟寒香、辟邪香、瑞麟香、金凤香，皆异国所献。《杜阳杂编》云[①]："自两汉至皇唐，皇后、公主乘七宝辇[②]，四面缀五色玉香囊，中贮上四香，每一出游，则芬馥满道。"

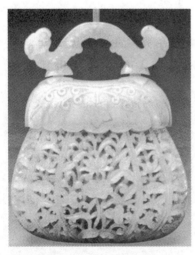

莲花纹玉香囊

【注释】

　　①《杜阳杂编》：唐人苏鹗著。苏鹗字德祥，武功（今陕西）人。此书共3卷。书中杂记代宗迄懿宗十朝事，尤多关于海外珍奇宝物的叙述，事颇荒诞。

　　②辇（niǎn）：天子或王室坐的车子。

【译文】

　　辟寒香、辟邪香、瑞麟香、金凤香，都是异国进献的香料。《杜阳杂编》载："自两汉至皇唐，皇后、公主乘七宝辇，辇四面装饰有五色玉香囊，香囊内存放此四香，每次出游，芬馥满道路。"

【点评】

　　唐代公主们不仅衣被熏香，就是代步工具步辇上都系着香囊，让行人都能闻到这芳菲的气味。懿宗咸通九年（868）同昌公主出宅乘四面缀着五色玉香囊的"七宝步辇"，此香囊中放着异国所献的辟寒香、辟邪香、瑞麟香、金凤香，再杂放些龙脑金屑以及珍珠、玉等贵重的东西，被称为"每一出游则芬馥满路，晶莹昭灼，观者眩惑其目"。当时宫中贵人在广化旗亭买酒，忽然说坐处哪来的异香气，同席的说莫非是龙脑香？但不是。《杜阳杂编》作者苏鹗幼年曾在嫔御宫做过事，所以常闻此香，不知为何此处会有这种香味，因而问当垆者（卖酒的），卖酒的称："宫主步辇，夫以锦衣换酒于此也"，宫中贵人："共视之益，叹其异。"

月支香

《瑞应图》云①："天汉二年②，月支国进神香③。武帝取视之，状若燕卵，凡三枚，似枣。帝不烧，付外库④。后长安中大疫，宫人得疾，众使者请烧香一枚以辟疫气，帝然之⑤，宫中病者差。长安百里内闻其香，积数月不歇。"

【注释】

①《瑞应图》：南宋画作。

②天汉二年：前99年。天汉，汉武帝时所用年号。

③月（ròu）支国：秦汉时期敦煌一带的小国，原居于今甘肃兰州以西到敦煌的河西走廊一带。

④外库：宫外的仓库，与内库相对。

⑤然：通"燃"。

【译文】

《瑞应图》载："天汉二年，月支国进贡神香。武帝取香观看，香状如燕蛋，共有三枚，似枣。武帝不烧，交给宫外的仓库。后来长安城大瘟疫，宫人得病，外国使者们请武帝烧一枚香以避疫气，帝烧此香，宫中病人少了很多。长安城百里内都能闻到此香味，数月不停。"

振灵香

《十洲记》云①："生西海中聚窟洲②，大如枫，而叶香闻数百里，名曰返魂树。伐其根，于玉釜中③，取汁如饴，名曰惊精香，又曰振灵香，又曰返生香，又曰马积香，又曰郄死香，一种五名，灵物也。死者未满三日，闻香气即活。延和中④，月氏遣使贡香四两，大如雀卵，黑如椹。"

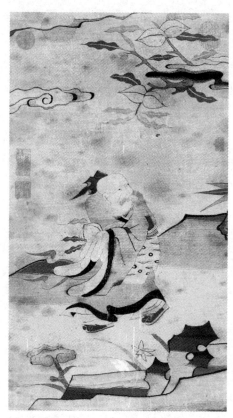

缂丝东方朔偷桃图

【注释】

①《十洲记》：志怪小说集。旧本题汉东方朔撰。汉武帝听西王母说大海中有祖洲、瀛洲、玄洲、炎洲、长洲、元洲、流洲、生洲、凤麟洲、聚窟洲等十洲，便召见东方朔问十洲所有的异物，后附沧海岛、方丈洲、扶桑、蓬丘、昆仑五条，此书保存了不少神话及仙话材料。

②西海：在中国史籍中并未成为某一海的专称，不同时代，不同场合分别指青海湖、咸海、里海、波斯湾、地中海、印度洋等。《旧唐书》有："李靖平吐谷浑于西海之上"，这个西海指青海湖；"于阗之西，水皆西流，注西海"，这个西海指咸海；"条支所临西海"，这个西海指波斯湾或地中海。聚窟洲：神话传说中的地名。《海内十洲记·聚窟洲》载："聚窟洲在西海中申未之地，地方三千里，北接昆仑二十六万里，去东岸

二十四万里,上多真仙灵官,宫第比门,不可胜数。"

③釜(fǔ):古炊器,盛行于汉代,有铁制、铜制或陶制的。敛口圜底,或有二耳。其用于鬲,置于灶,上置甑以蒸煮。

④延和:汉武帝第十个年号,前92—前89年。

【译文】

《十洲记》载:"产于西海中聚窟洲,树大如枫,叶香可闻数百里,称为返魂树。砍其树根,放入炊器中,取汁如糖稀,称为惊精香,又称振灵香、返生香、马积香、郤死香,一种五名,是灵物。死者不满三日,闻香气即活。汉武帝延和中,月氏遣使贡香四两,大如雀鸟蛋,黑如桑葚。"

神精香

《洞冥记》云:"波岐国献①。神精香,一名筌蘪草②,一名春芜草,一根百条,其枝间如竹节柔软,其皮如丝,可以为布,所谓春芜布,亦曰香筌布,又曰如冰纨③,握之一片,满身皆香。"

【注释】

①波岐国:疑为波斯国。

②筌(quán):同"荃",香草。

③纨(wán):细致洁白的薄绸。

【译文】

《洞冥记》载:"波岐国进贡此香。神精香又叫筌蘪草、春芜草,一根百条,其枝间如竹节柔软,其皮如丝,可以做布,即春芜布,也称香筌布,又称如冰纨,握一片布,满身皆香。"

兜末香

《本草拾遗》云：“烧之，去恶气，除病疫。”《汉武故事》云：“西王母降，上烧是香。兜渠国所献，如大豆。涂宫门，香闻百里。关中大疫[①]，死者相枕藉[②]，烧此香，疫即止。”《内传》云：“死者皆起。”此则灵香，非中国所致。

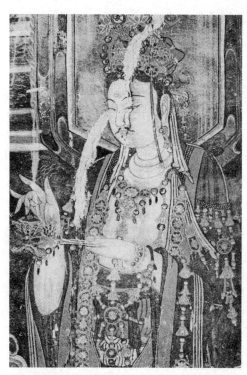

山西朔州崇福寺弥陀殿金代壁画

【注释】

①关中：陕西渭河流域一带。

②枕藉（jiè）：亦作“枕籍”，枕头与垫席。指物体纵横相枕而卧，言其多而杂乱。

【译文】

《本草拾遗》载：“烧此香，能去恶气、除病疫。”《汉武故事》载：“西王母降入凡间，武帝烧此香。此香是兜渠国所献，形如大豆。用此香涂宫门，香闻百里。关中大疫，死者纵横相枕而卧，烧此香，瘟疫即止。”《内传》载：“死者都复活了。”此灵香，中国不产。

沉榆香

《封禅记》云[①]：“黄帝列珪玉于兰蒲席上[②]，然沉榆香[③]，舂杂宝为屑[④]，以沉榆胶和之若泥，以分尊卑华夷之位。”

【注释】

①《封禅记》：大中祥符元年（1008）十月，真宗一行从京师出发来到泰山。王钦若等献上泰山芝草三万八千二百本。接着举行庄严隆重的封禅，先享昊天上帝于圜台，再禅祭皇地祇于社首山，之后又进行祭孔活动。十一月回京，前后四十七天。又诏自今祭告天地、社稷、宗庙、岳渎，其后土亦致祭。十二月，真宗命丁谓、李宗谔等编修《封禅记》，共五十卷。次年正月，真宗召辅臣至内殿朝拜天书，后每年若此。

②珪（guī）：古玉器名，长条形，上端作三角形，下端正方。中国古代贵族朝聘、祭祀、丧葬时用作礼器，依其大小，以别尊卑。兰蒲席：用香蒲编的席子。

③沉榆：香木名。

④舂（chōng）：把东西放在石白或钵里捣去皮壳或捣碎。

【译文】

《封禅记》载："黄帝列珪玉在兰蒲席上，烧沉榆香，将杂宝捣成屑，用沉榆胶和之若泥，以分尊卑华夷之位。"

沉光香

《洞冥记》云："涂魂国贡，暗中烧之有光，而坚实难碎，太医院以铁杵舂如粉而烧之①。"

【注释】

①铁杵（chǔ）：铁棒槌。

【译文】

《洞冥记》载："涂魂国进献，暗中烧此香，有光，但此香坚实难碎，太医院用铁杵舂如粉后再烧。"

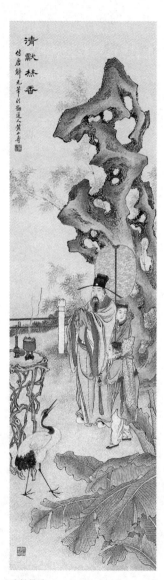

清献焚香

威 香

孙氏《瑞应图》云："瑞草，一名威蕤①，王者礼备则生于殿前。"又云："王者爱人命则生。"

【注释】

①威蕤（ruí）：草名，即玉竹。又称威香、萎蕤、地节。根茎可食，又作药用。旧时被称为瑞草。《隋书·礼仪志一》有："威香散馥，零露凝甘。"

【译文】

孙氏《瑞应图》载："此香是瑞草，又叫威蕤，皇帝礼备则生于殿前。"又载："皇帝爱人命则生威香。"

返魂香

洪氏云："司天主簿徐肇，遇苏氏子德哥者。自言善合返魂香，手持香炉，怀中取如白檀末撮于炉中，烟气袅袅直上，甚于龙脑。德哥微吟曰：'东海徐肇欲见先灵，愿此香烟用为导引，尽见其父母曾高①。'德哥云：'但死八十年已前则不可返矣。'"

【注释】

①曾高：祖父母。

【译文】

洪氏称："司天主簿徐肇，遇见苏氏子德哥。德哥自称善于调配返魂香，手持香炉，怀中取如白檀末撮于炉中，烟气袅袅直上，超过龙脑香。德哥微吟称：'东海徐肇欲见已经死去的长辈，愿以此香烟为导引，尽见其父母曾祖。'德哥称：'死有八十年的则不可以返魂。'"

【点评】

归纳中国古代道教中所用香料约有十种，分别是返风香、七色香、逆风香、天宝香、九和香、反生香、天香、降真香、百和香、信灵香。道家对不同场合用何种香料有规定。例如，《道书》称："檀香、乳香谓之真香，只可烧祀上真。"反生香，又称返魂香、惊精香或却死香，据考证可能是中国古代乳香的一种名称，叶庭珪《名香谱》称其是"尸埋地下者，闻之即活"。

茵墀香①

《拾遗记》云②："灵帝熹平三年西域所献③，煮为汤，辟疠。宫人以之沐浴，余汁入渠，名曰流香之渠。"

【注释】

①茵：铺垫的东西，垫子、褥子、毯子的通称。墀(chí)：台阶上的空地，亦指台阶。

②《拾遗记》：志怪小说集。作者东晋王嘉，字子年，陇西安阳（今甘肃渭源）人，《晋书》第95卷有传。今传本大约经过南朝梁宗室萧绮的整理。

③灵帝熹平三年：174年。熹平，汉灵帝刘宏的第二个年号，172—178年。

【译文】

《拾遗记》载："汉灵帝熹平三年，西域献此香，煮为汤，可避疠病。宫人以此香沐浴，剩下的香汁倒入渠中，称为流香渠。"

五 香

《三洞珠囊》云①："五香树，一株五根，一茎五枝，一枝五叶，一叶开五节,五五相对,故先贤名之。五香之末烧之十日,上彻九皇之天,即青目香也。"《杂修养方》云②:"五月一日取五木煮汤浴,令人至老鬓发黑。"徐锴注云③:"道家以青木为五香,亦名五木。"

【注释】

①《三洞珠囊》:道教类书。该书始见于《太平御览》引道书著录,不题撰人。分三十五品,按品辑录诸家之文,内容涉及仙真神话、道士业迹、斋戒醮仪、服食养生、修炼禁忌、道教名数、天地时空、劫运仙相、神仙位籍等方面。是研究唐初以前道教的重要参考资料。

②《杂修养方》:原书已佚,作者及年代已无从考证。

③徐锴(920—974):字鼐臣,又字楚金,扬州广陵(今江苏扬州)人,南唐文字训诂学家。

【译文】

《三洞珠囊》载:"五香树,一株五根,一茎五枝,一枝五叶,一叶开五节,五五相对,所以先贤称为五香。烧五香之末十天,上可以到达九皇之天,即青目香。"《杂修养方》载:"五月一日,取五木煮汤沐浴,令人到老鬓发仍黑。"徐锴注称:"道家以青木为五香,也叫五木。"

【点评】

在道教修炼方法中,香汤沐浴类属于重要的养生修炼法之一。洪刍《香谱》就记载了当时道士用白茅香、符离香等香料煮香汤沐浴这一道教仪式。所谓"香汤",就是调配各种芬芳香料的温热洗澡水。香汤沐浴的作用不仅在于洗净身体,涤尽垢腻,并且还在于借助洗涤身垢的启发影响,反过来对洁净内心起到一定的作用。经过沐浴之后,人的神气自然清朗,有利于养生修炼。道教作道法之前,皆香汤沐浴,自有一定的道理。

沐浴的香汤常用五种香料调配而成,据多本道家文献记载,五香并不专指特定的五种香料,而是从兰香、白檀、白芷、桃皮、柏叶、沉香、鸡舌香、零陵香、青木香等几种香料中任

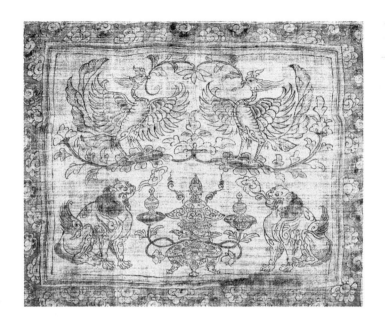

佚名《香炉、狮子、凤凰图》

取五种调制。《三皇经》云"凡斋戒沐浴皆当盥汰五香汤，五香汤法用兰香一斤，荆花一斤，零陵香一斤，青木香一斤，白檀一斤，凡五物切之，以水二斤五斗，煮取一斤二斗，以自洗浴也"，认为用此香汤沐浴可辟恶除不祥之气，且可降神灵，治头风。

《太上七晨素经》中记载的"五香汤"则是用鸡舌香、青木香、零陵香、熏陆香、沉香五种香料配制而成。其中白芷含有挥发油，味芳香，据道教密传，白芷具有避邪和去三尸的作用；桃皮是桃树去掉栓皮后的树皮，因其皮含柚皮素、香橙素等，所以气味芳香，具有较强的健脑醒脑作用，且可以杀诸疮虫，辟邪气；柏叶具有轻身益气，令人耐寒暑、去湿痹、止饥的作用，道家称能降真仙；零陵香对心腹恶气、齿痛、鼻塞皆有较好的疗效，道家称零陵香能集灵圣；青木香有升降、利吐的作用，还能清醒毛孔，促进皮下毛细管的血液循环，使沐浴者遍体舒适，道家认为此香能消秽召真。

香汤要按照一定的配量和火候以及特殊的水、澡豆、蜜汤等制成。据称调汤之人可获功德无量，而能沐浴香汤之人也可获福，所以道家有"沐浴七事获七福"之说，即："有斯五德七福因者，一者上善水，二者火薪，三者香药，四者浴衣，五者澡豆，六者净巾，七者蜜汤，此七福因能成七果，一者常生中国为男子身，二者身相具足，三者身体光明眼瞳彻视，四者髭发绀青圆光映项，五者唇朱口香四十二齿，六者两手过膝，七者心聪意慧。"尽管调香汤能获福的说法带有一定传奇色彩，但在调香汤过程中香料对人体有益的成分被人直接或间接吸收，确实能起到一定的保健功效。道教香文化一直备受人们推崇是因为在道教仪式中，人们在用香料的不经意间使自己更加健康。

石叶香

《拾遗记》云："此香迷迷如云母①，其气辟疠。魏文帝时题腹国所献②。"

【注释】

①云母：硅酸盐类矿物。

②魏文帝：曹丕（187—226），字子桓，沛国谯（今安徽亳州）人。他由于在文学方面的成就，与其父曹操、其弟曹植并称为"三曹"。题腹国：地域不详。

【译文】

《拾遗记》载："此香形如云母，其气避瘟疫。魏文帝时题腹国进献。"

祇精香

《洞冥记》云："祇精香，出涂魂国①，烧此香魑魅精祇皆畏避②。"

【注释】

①涂魂国：今也门地区。

②魑魅(chī mèi)：泛指鬼怪。

【译文】

《洞冥记》载："祇精香产于涂魂国，烧此香鬼怪都害怕并逃避。"

雄麝香

《西京杂记》云①："赵昭仪上姊飞燕三十五物②，有青木香、沉木香、九真雄麝香。"

【注释】

①《西京杂记》：中国古代笔记小说集，其中的西京指西汉的首都长安。该书写的是西汉的杂史。作者疑为葛洪。

②赵昭仪：赵合德(？—前7)，西汉成帝宠妃。在姐姐赵飞燕得宠后，经由飞燕的关系，赵合德也入宫随侍汉成帝，并深得皇帝宠爱，封为昭仪。飞燕：赵飞燕，原名宜主，是西汉成帝的皇后和汉哀帝时的皇太后，以美貌著称，所谓"环肥燕瘦"讲的就是她和杨玉环。上：进献。

【译文】

《西京杂记》载："赵昭仪进献给姐姐飞燕三十五物，其中有青木香、

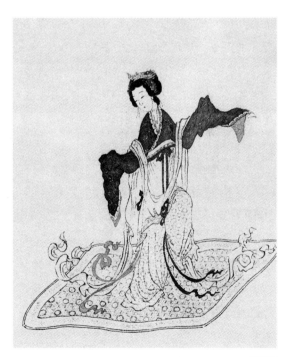

赵飞燕

沉木香、九真雄麝香。"

【点评】

　　赵飞燕，原名宜主，汉成帝皇后和汉哀帝时的皇太后。《汉书》对飞燕的描述只有寥寥数语，但关于她的野史却有许多。她貌美体瘦，所谓"环肥燕瘦"讲的便是她和杨玉环。赵合德是赵飞燕的妹妹，经由飞燕的关系，赵合德入宫随侍汉成帝，深得皇帝宠爱，封为昭仪。赵氏姐妹联手迫使班婕妤退出后宫，使汉成帝废许皇后，赵飞燕成为皇后。后来赵飞燕因假孕而无法产下皇子，合德为飞燕解围，使其免遭被废。体态丰腴的合德较飞燕更得皇帝宠爱，留下"温柔乡"和"祸水"的典故。

　　姐妹二人都喜用香料，开了中国古代宫廷妃嫔用香成风的先河。《赵后外传》载："赵后浴五蕴七香汤，婕妤浴豆蔻汤，帝曰：'后不如婕体自香。'后乃燎百蕴香，婕妤傅露华百英粉。"赵飞燕杂熏诸香，坐处余香百日不歇。赵飞燕和赵合德之所以能成为中国历史上淫惑皇帝的代表人物，不仅因为她们的美貌、机遇与智慧，而且与她们用含有助情成分的香料有很大关系。姐妹二人受了皇帝无数宠幸，却未能生育，也应与她们无节制地使用麝香等滑胎香料有关。

蘅芜香

　　《拾遗记》云："汉武帝梦李夫人授以蘅芜之香[1]，帝梦中惊起，香气犹着衣枕，历月不歇。"

【注释】

　　[1]李夫人：孝武皇后李氏，倡家出身，中山（今河北定州）人，父母兄妹都是以乐舞为职业的艺人。由平阳公主推荐给汉武帝。李氏被封为夫人，生汉武帝第五子刘髆（昌邑王），后追封为皇后。"倾国倾城"、"绝世佳人"、"姗姗来迟"、刘彻《落叶哀蝉曲》、白居易《李夫人》、李延年《佳人歌》，都是对李夫人的评价与赞美。

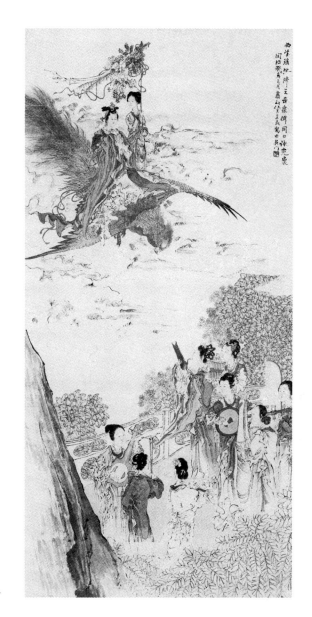

任薰《瑶池霓裳图》

【译文】

《拾遗记》载："汉武帝梦见李夫人给他蘅芜香,帝从梦中惊起,香气如同熏到了衣枕,整月都不消散。"

文石香

洪氏云："卞山在潮州①,山下产无价香,有老姥拾得一文石②,光彩可玩,偶坠火中,异香闻于远近,收而宝之,每投火中异香如初。"

【注释】

①卞山:具体地址现已无从考证。潮州:属今广东。

②老姥(mǔ):老妇人。

【译文】

洪刍云："卞山在潮州,山下产无价香,有老妇人拾得一文石,有光彩并可玩耍,偶尔坠入火中,异香闻于远近,她收藏并珍视此石,每投入火中都会异香如初。"

百和香①

《汉武内传》云②:"帝于七月七日设坐殿上,烧百和香,张蠨锦幄③,西王母乘紫云车而至。"

【注释】

①百和香:指百种香料和合而成的香。《要修科仪戒律钞》卷八引《五符序》云:"然(燃)百和之香以破秽。"

②《汉武内传》:又作《汉武帝内传》、《汉武帝传》,共一卷。自汉武帝出生写起,直至死后殡葬。略于军政大事,而详于求仙问道。

③罽(jì)锦幛：用毛做成的锦幛。

【译文】

《汉武内传》载："武帝于七月七日在殿上设座，烧百和香，张罽锦幛，西王母乘紫云车至宫殿。"

【点评】

香是神仙的"仙格"标志，往往作为神仙贵人降临、凡人升仙的先兆和氛围。《法苑珠林》卷三十六引《幽明录》称："陈相子，吴兴乌程人。始见佛家经，遂学升霞之术。及在人间斋，辄闻空中殊音妙香，芬芳清越。"神仙必发香气，以示身份不同凡伦，同时也标志着一种对凡夫俗子的亲和力和诱惑力。尤其是女仙，几乎与香气相伴而不可或离。《神仙感遇录》称："复书一朱符，置火上，瞬息闻异香满室，有一人来，堂堂美须眉，拖紫秉简，揖樵者而坐。"《汉武帝内传》提到上元夫人与西王母别去，"云气勃蔚，近为香气"。

金磾香

《洞冥记》云："金日磾既入侍①，欲衣服香洁，变膻酪之气，乃合一香以自熏，武帝亦悦之。"

【注释】

①金日(mì)磾(dī)(前134—前86)：字翁叔，匈奴休屠王太子，汉武帝因获休屠王祭天金人故赐其姓为金。

【译文】

《洞冥记》载："金日磾即将入宫，希望衣服香洁，改变身上的膻酪之气，就调配一香，用以自

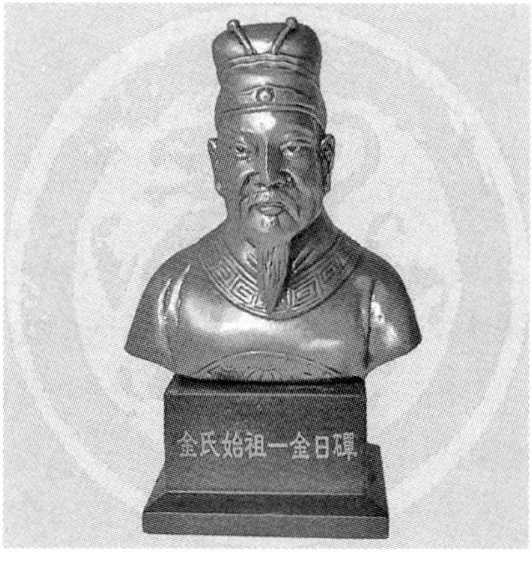

金日磾

熏，武帝也喜欢此香。"

百濯香

《拾遗记》云："孙亮为宠姬四人合四气香^①，皆殊方，异国所献，凡经践蹑安息之处^②，香气在衣，虽濯浣^③，弥年不散，因名百濯香。复因其室曰思香媚寝。"

【注释】

①孙亮（243—260）：字子明，吴国第二位皇帝。252年孙权去世后即位，258年被权臣孙綝废为会稽王。

②践蹑（niè）：践踏，踩踏。

③濯（zhuó）浣（huàn）：洗。

【译文】

《拾遗记》载："孙亮为宠姬四人调配四气香，都是不同的配方，异国所进献，凡经踩踏休息之处，香气在衣，虽洗但整年不散，因而得名百濯香。又把她们的卧室称作思香媚寝。"

芸辉香

《杜阳杂编》："元载造芸辉堂^①。芸辉者，香草也，出于阗国^②，其白如玉，入土不朽，为屑以涂壁。"

【注释】

①元载：凤翔岐山（今陕西凤翔）人，唐朝中期政治人物。代宗时，为中书侍郎同平章事（宰相）。

②于阗（tián）国：古代西域王国，即今新疆和阗（和田）县。

【译文】

《杜阳杂编》载："元载造芸辉堂。芸辉是香草，产于阗国，白如玉，入土不烂，弄成香屑涂抹墙壁。"

凤脑香

《杜阳杂编》云①："穆宗尝于藏真岛前焚之②，以崇礼敬。"

【注释】

①《杜阳杂编》：唐人苏鹗撰。苏鹗，字德祥，武功（今陕西）人。生卒年不详。此书共3卷。书中杂记代宗至懿宗十朝事，尤多海外珍奇宝物的叙述，事颇荒诞。

②穆宗：即唐穆宗李恒（795—824），原名宥。他是宦官梁守谦等拥立的唐朝第十二位皇帝，在位四年期间宴乐过多，畋游无度，不留意天下之务，后服金石之药而死，享年29岁。尝：曾经。

【译文】

《杜阳杂编》载："穆宗曾于藏真岛前焚此香，以示礼敬。"

一木五香①

《酉阳杂俎》云："海南有木，根梅檀、节沉香、花鸡舌、叶藿香、花胶熏陆，亦名众木香。"

【注释】

①一木五香：《墨客挥犀》载："异国所传言，无根柢。如云一木五香：根、旃檀，节、沉香，花、鸡舌，叶、藿香，胶、熏陆。此甚谬。旃檀与沉水，两木无异。鸡舌，即今丁香

耳。今药品中所用者，亦非。藿香自是草叶，南方有之；熏陆，小木而大叶，海南亦有熏陆；乃其谬也。今谓之乳头香。五物互殊，元非同类也。"根柢，比喻事物的根基，基础。这里指根据。

【译文】

《酉阳杂俎》载："海南有一种树木，根是梅檀香、节是沉香、花是鸡舌香、叶是藿香、花胶是熏陆香，也称众木香。"

升霄灵香

《杜阳杂编》云："同昌公主薨[①]，上哀痛，常令赐紫[②]，尼及女道士焚升霄灵香，击归天紫金之磬[③]，以导灵升。"

【注释】

①同昌公主：唐懿宗李漼的长女，闺名李梅灵，母亲是号称长安第一美人的郭淑妃，同昌公主最受懿宗疼爱。薨（hōng）：古代称诸侯或有爵位的大官死去。

②赐紫：唐制，三品以上官公服紫色，五品以上绯色（大红），有时官品不及而皇帝推恩特赐，准许服紫服或服绯，称赐紫或赐绯。

③磬（qìng）：古代乐器，用石或玉雕成，悬挂于架上，击之而鸣。

【译文】

《杜阳杂编》载："同昌公主去世，皇帝哀痛，常下令赏赐，尼姑及女道士焚升霄灵香，击归天紫金之磬，以引导公主灵魂升天。"

【点评】

中国古代出现过许多信长生、崇鬼神、支持道教发展的皇帝。最有神话色彩的是汉武帝在氤氲芳馥的氛围中与西王母相会。《汉武帝内传》载："七月七日，燔百和之香，张云锦之帐，然（燃）九光之灯，以迎西王母。"经五代十国战乱，道教出现了衰败景象，但还是得到一些崇拜仙道的统治者的支持。《清异录》载："道士谈紫霄有异术，闽王昶奉之为师，月给山水香焚之，香用精沉，上火半炽则沃以苏合香油。"宋太祖、太宗及真宗等皇帝出于巩固统治的政治需要，也是极力崇奉道教，使道教在宋代得以盛行，并获得很大发展。一方面朝廷为道教诸神加封号、赐真君。另一方面，朝廷兴造道观，优礼道士。

赏赐香料便是皇帝对道士优礼的一种表示，如《续资治通鉴长编》卷六十一记载了宋真宗以香料等物赏赐道士贺兰栖真的情况："（景德二年九月）有贺兰栖真者，不知何许人，为道士，自言百余岁……于是上遣中使诏如赴阙。

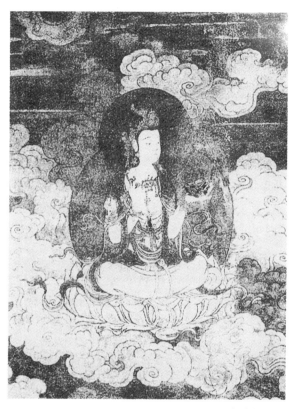

手持香炉的菩萨

及至，作二韵诗赐之，号宗玄大师，赉以紫服、白金、茶、帛、香、药。"另外，陆游《老学庵笔记》卷二记宋徽宗崇宁年间建造道观神霄宫时，作为优礼道士的香料等物更加丰厚，到了随欲随给的地步："群道士无赖，官吏无敢少忤其意，月给币帛、朱砂、纸笔、沉香、乳香之类，不可累计，随欲随给。"这些道士也不辜负皇恩，香料都用在了道教仪式之中，除了焚烧之外，还被制成芳香念珠。香珠是道士佩带的一种重要道具。《陈氏香谱》卷四详细记载了香珠的制作过程：把零陵香、茴香、丁香、檀香、藿香、木香等多种香料晒干，和为细末，用白芨末和而打糊为剂，制为珠，趁湿穿孔，阴干后用青绳串连即成。当时道士盛行佩带香珠，所谓"香珠之法见诸道家者，流其尚也"。

设道场斋醮、求福去祸、祈禳灾疫是道教活动的重要内容，而香汤沐浴、焚香是其中不可缺少的一种道教仪式，通过这一庄重的仪式来表达对道教诸神的虔诚和敬畏，祈祷得到诸神的佑助，以达到驱除鬼魔与灾疫的目的。统治者很重视这一仪式，如宋太宗在《缘识》诗中就倡导说："香汤沐浴更斋清，运动形躯四体轻。魔鬼自然生恐怖，神魂必定转安宁。"再如《水浒传》第一回记述宋仁宗派洪太尉前往道教圣地——江西信州龙虎山，请张天师祈禳瘟疫时香汤斋供沐浴、烧御香等道教仪式更是栩栩如生，"次日五更时分，众道士起来，备下香汤斋供。请太尉起来，香汤沐浴，换了一身新鲜布衣，脚下穿上麻鞋草履，吃了素斋，取过丹诏，用黄罗色祺背在脊梁上，手里提着银手炉，降降地烧着御香……"

至元代以后，统治者还给侍香道士立了较高的官品，《元史》称："香案中道舆士控鹤八人服同立仗内表案，舆士、侍香二人分左右，服四品服"；"香案中道舆士控鹤八人服同宝案，舆士、侍香二人分左右服四品服"。窥一斑而探全豹，中国道教在历代统治阶级的支持下得到了充分发展，繁荣至今。

区拨香

《通典》云[①]："顿游国出藿香[②]，香插枝便生[③]，叶如都梁，以裹衣[④]。国有区拨等花，冬夏不衰，其花蕊更芬馥，亦末为粉，以傅其身焉。"

【注释】

①《通典》：唐杜佑撰，二百卷，是中国历史上第一部体例完备的政书，记载了唐天宝以前历代经济、政治、礼法、兵刑等典章制度及地志、民族等内容。

②顿游国：具体地区现已无法考证。

③插枝：把秧苗、枝条移栽到田地中去。

④裛(yì)：用香熏，香气熏染侵袭。

【译文】

《通典》载："顿游国产藿香，枝条插入土中便生香，叶如都梁，用以熏衣。顿游国内有区拨等花，冬、夏都不凋谢，其花蕊更是芬芳馥郁，磨为粉末，用以傅身。"

兜娄婆香

《楞严经》云①："坛前别安一小炉，以此香煎，取香汁浴，其炭然，令猛炽。"

【注释】

①《楞严经》：大乘佛教经典，全名《大佛顶如来密因修证了义诸菩萨万行首楞严经》，简称《楞严经》、《首楞严经》、《大佛顶经》、《大佛顶首楞严经》，内容助人智解宇宙真相。

【译文】

《楞严经》载："在佛事法坛前另安放一个小炉，煎兜娄婆香，取此香汁沐浴，将炭点燃，用大火烧。"

法华诸香

《法华经》云①："须曼那华香、阇提华香、末利华香、青赤白莲华香、华树香、果树香、旃檀香、沉水香、多摩罗跋香、多伽罗香、象香、马香、男香、女香、拘鞞陀罗树香、曼陀罗华香、朱沙华香、曼殊妙华香。"

【注释】

①《法华经》：中国佛教界流传最广的一部佛经，称为"经中之王"。《法华经》的讲习活

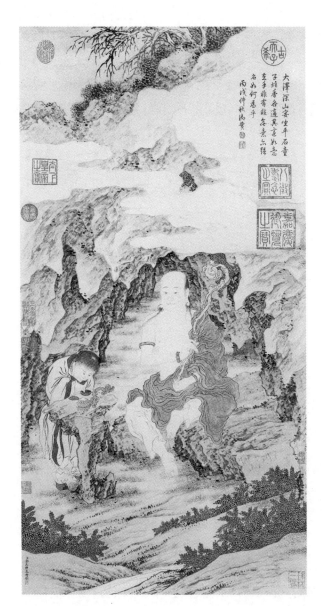

金廷标《罗汉图》

动开始很早，在历朝《高僧传》所列举的讲经、诵经者中，以讲、诵《法华经》的人数最多。

【译文】

《法华经》载有："须曼那华香、阇提华香、末利华香、青赤白莲华香、华树香、果树香、旃檀香、沉水香、多摩罗跋香、多伽罗香、象香、马香、男香、女香、拘鞞陀罗树香、曼陀罗华香、朱沙华香、曼殊妙华香。"

牛头旃檀香

《华严经》云①："从离垢出②，以之涂身，火不能烧。"

【注释】

①《华严经》：全名《大方广佛华严经》，大方广为所证之法，佛为能证之人，证得大方广理之佛也，华严二字为喻此佛者。《华严经》是大乘佛教修学最重要的经典之一，被大乘诸宗奉为宣讲圆满顿教的"经中之王"。据称是释迦牟尼佛成道后，在禅定中为文殊菩萨、普贤菩萨等上乘菩萨解释无尽法界时所宣讲，被认为是佛教最完整世界观的介绍。

②离垢（gòu）：即离垢地，菩萨修行五十二阶位中十地位之第二位。入于此地得守清净戒行，远离烦恼垢染。

【译文】

《华严经》载："从离垢地出，以此香涂身，火不能烧。"

【点评】

香在佛教生活中扮演着重要角色，佛教经典关于香的记载非常多，如《佛说戒德香经》、《六祖坛经》、《华严经》、《楞严经》、《悲华经》、《妙法莲华经》、《瑜伽师地论》、《玄应音义》、《大唐西域记》以及许多密宗经典对香以及香的意义都有或多或少的记载。这些经典要么记述了香的种类，要么介绍了各种香的品性，或者告知了香在佛教中的利用方式以及用香的种种好处。

《佛说戒德香经》主要讲述了阿难尊者思惟世间的香，是否有不受风力的影响而能自在者？并以此请问世尊，世尊就开示修持十善之人，其德行名声远扬，如同妙香使人赞叹，但却不受顺风、逆风的影响，以香来比喻戒德。《六祖坛经·忏悔第六》中，六祖慧能大师以香来比喻戒、定、慧、解脱及解脱知见等五分法身，说明戒香是心中无非、无恶、无害；定香是见到各种善恶境界心不乱；慧香是常以智能观照自性，不造诸恶，奉行众善，自在不执着；解脱香是自心无所攀缘，不落入善恶对立两边，自在无碍；解脱知见香是广学多闻，识自本心，能帮助众生解脱。《妙法莲华经·法师功德品第十九》经文说明如果有人受持法华经，可以成就八百种鼻根功德，以此清净鼻根，可以闻到三千大千世界种种花香，及众生香、动物香，男性的香、女性的香，不管远近，都能清楚分别而不错乱。此外，即使是持诵者住在人间，对天上种种妙香，乃至声闻香、辟支佛香、菩萨香、诸佛身香，都能遥闻，知其所在。虽然能闻到种种香味，但是鼻根却不会损坏、错乱，能为人分别宣说，无有错谬。《俱舍论》卷一、《瑜伽师地论》卷三说明了香的分类。《华严经》卷十三《如来升兜率天宫一切宝殿品》中描写了百万亿黑沉水香，百万亿不可思议众妙杂香，普熏十方一切佛刹，以香供佛的华丽壮阔场景。同经卷六十七《入法界品》中，则叙述善财童子参访鬻香长者的故事，此长者了知一切天香、龙香、夜叉香、治诸病香、断诸恶香、发心念佛香、证解法门香，一切人间奇香、天上的奇香，一切香之妙法，一切香王出产之处，以及调和一切香法。《楞严经》卷五中记载了以闻香入道的香严童子的故事。《苏悉地羯啰经》的《涂香药品》、《分别烧香品》阐明供养佛部、莲华部、金刚部及使者等所使用不同之香。《蕤呬耶经》卷中说明供养涂香及烧香之配方，并要注意香中不要放秽恶虫，及无香味者，应取美好清净者为香。《维摩诘经·香积佛国品第十》介绍了香积佛国的故事，讲述了香积国有香积如来以香气说法，其国中一切楼阁、建筑，乃至饮食等，都是众香所成。《观自在菩萨大悲智印周遍法界利益众生熏真如法》一卷是观自在菩萨宣说以香炉及香印为修法，经中说应观香炉为自在周遍法界之相，将香印做为纥利字，代表本尊，无论是顺向或逆向熏燃，皆能相应显现香印之文,名为大悲拔苦。随着香印次第烧之,则能显现真实之理;烧尽时,表诸法归空,修此法能获无量福。《出曜经》卷十中则记载多种香品。《金光明最胜王经·大辩才天女品》中大辩才天女宣说咒药洗浴之法,取经中所说三十二味香药研成香末、持咒一〇八遍加持洗浴,如果能再发起弘誓,永断诸恶,常修诸善,于一切有情兴起大悲心者,则获无量福,所有患苦尽皆消除,解脱贫穷,财宝具足,吉祥安稳。《佛说观普贤菩萨行法经》、《慈悲道场忏法》卷十、《菩萨从兜术天降神母胎说广普经》卷二都记载了鼻根与香的忏悔、发愿、修持等法门,介绍了香对修行的种种益处。《涅盘经》、《法华经》、《圆觉经》等经文对香及其意义也都有记载。

怀梦草

《洞冥记》云:"钟火山有香草。武帝思李夫人,东方朔献之①,帝怀之梦见,因名曰怀梦草。"

【注释】

①东方朔:西汉词赋家,在政治方面颇具天赋,曾言政治得失,陈农战强国之计,但汉武帝始终把他当俳优看待,不得重用。

【译文】

《洞冥记》载:"钟火山有香草。汉武帝想念李夫人,东方朔献怀梦草,武帝怀中放此草梦见李夫人,因此称怀梦草。"

一国香

《诸蕃记》①:"赤土国在海南②,出异香,每一烧一丸,闻数百里,号一国香。"

【注释】

①《诸蕃记》：亦名《诸蕃志》，南宋赵汝适撰。成书于宋理宗宝庆元年（1225），分上、下两卷，记载了东自日本、西至东非索马里、北非摩洛哥及地中海东岸诸国的风土物产以及自中国沿海至海外各国的航线里程和所达航期。原书已佚。

②赤土国：在马来半岛上。

【译文】

《诸蕃记》载："赤土国在海南，出产异香，每次烧一丸，香闻数百里，号称一国香。"

羯布罗香①

《西域记》云："其树松身异华，花果亦别。初揉既湿，尚未有香，木干之后，循理而折之，其中有香，状如云母，色如冰雪，亦名龙脑香。"

【注释】

①羯（jié）布罗香：龙脑香的梵称。

【译文】

《西域记》载："这种树树身像松树，开着奇异的花，花果也有区别。一开始揉搓此木，潮湿而没有香，木干之后，循木纹理折断，其中有香，状如云母，色如冰雪，也称龙脑香。"

【点评】

香料随佛教传入中国后，有些保留着佛教的音译之称。释家文献所记载的香料品种难以确切计数，如：沉香、檀香、龙脑香、菖蒲、安息香、郁金、苜蓿香、松脂、桂皮、香附子、丁子香、苇香、竹黄、细豆蔻、甘松、藿香、茅根香、芥子、马芹、龙花须等，《金光明经》中就记载有三十二品香料。《本草纲目》中对香料的梵语释名记载丰富，达到六十五种之多。这些香料的制成品有熏烧用的"熏香"，涂敷于身上的"涂香"，用香料浸制的香水香汤，用香料研磨成粉状的香末或香泥，有片状、块状的香木，还有用多种香料和合而成的合香。其中，涂香所用的香料有香水、香油、香药，烧香所用的有丸香、散香、抹香、练香、线香等。《大智度论》卷三十记载，烧香只能在寒天时用，而涂香在寒、热天都可使用，寒天时杂以沉水香，热天时则杂以旃檀香。

密教之中，依三部、五部区别，所用的香有所不同。据《苏悉地羯罗经》卷上《分别烧香品》记载，密宗中，供养佛部、莲华部、金刚部等圣众的香不同，中央佛部（毗卢遮那佛，法界体性智）供沉香，东方金刚部（阿閦佛，大圆镜智）供丁香，南方宝部（宝生佛，平等性智）供龙脑香，西方莲华部（阿弥陀佛，妙观察智）供白檀香，北

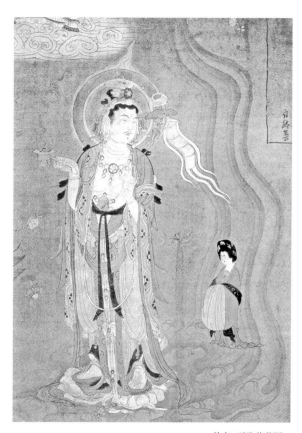

佚名《引路菩萨图》

方羯摩部（不空成就佛，成所作智）供熏陆香（乳香）。各种梵香中，室唎吠瑟吒迦树汁香（松脂香），通用于三部，也可以用来献与诸天。而安息香献与药叉，熏陆香献与诸天天女，娑折啰娑香（白胶香）献与地居天，娑落翅香（吒脂香）献与女使者，乾陀啰娑香献与男使者。龙脑香、乾陀啰娑、娑折啰娑、熏陆香、安息香、娑落翅、室唎吠瑟吒迦等香，称为七胶香，为最胜最上者，以此和合而烧之，可通用于佛部、金刚部、莲华部。供养经典也应用香，

鸠摩罗什说，若要供养《法华经》，须具备：一花、二香、三璎珞、四抹香、五涂香、六烧香、七幡盖、八衣服、九伎乐、十合掌也。

玉蕤香①

《好事集》云②：“柳子厚每得韩退之所寄诗文③，必盥手熏以玉蕤香④，然后读之。”

【注释】

①玉蕤（ruí）：一种熏香名。

②《好事集》：原书已佚，无从考证作者及年代。

③柳子厚：柳宗元，唐代河东（今山西永济）人，著名文学家、思想家。韩退之：韩愈，唐代河阳（今河南孟县）人，郡望昌黎（今属辽宁），故又自称昌黎人，世称韩昌黎。

④盥（guàn）手：洗手。

【译文】

《好事集》载：“柳子厚每次收到韩退之寄来的诗文，必定洗手，再熏玉蕤香，然后去读。”

修制诸香

飞樟脑

樟脑一两，两盏合之①，以湿纸糊缝，文武火熠半时②，取起，候冷用之《沈谱》。

樟脑不以多少，研细③，用筛过，细壁土拌匀，捩薄荷汁少许④，洒在土上，以净碗相合，定湿纸条固四缝，甑上蒸之，脑子尽飞上碗底，皆成冰片是斋售用。

樟脑、石灰等分，同研极细，末用无油铫子贮之⑤，瓷碗盖定四面，以纸固济如法，勿令透气，底下用木炭火煅⑥，少时取开，其脑子已飞在碗盖上，用鸡翎扫下⑦，再与石灰等分，如前煅之，凡六七次，至第七次可用慢火煅，一日而止，取下扫脑子，与杉木盒子铺在内，以乳汁浸两宿，固济口不令透气，掘地四五尺，窨一月⑧，不可入药同上。

韶脑一两、滑石二两，一处同研，入新铫子内，文武火炒之，上用一磁器盖之⑨，自然飞在盖上，其味夺真。

【注释】

①盏：浅而小的杯子。

②熠（xié）：烤。

③研：细磨。

④捩（liè）：拗折，折断。

⑤铫（diào）子：煎药或烧水用的器具，形状像比较高的壶，口大有盖，旁边有柄，用沙土或金属制成。

⑥煅（duàn）：同"锻"。放在火里烧（中药制法之一）。

⑦翎（líng）：鸟翅或尾上长而硬的毛。亦泛指鸟羽。

⑧窨（yìn）：窨藏，深藏。

⑨磁：同"瓷"。

【译文】

樟脑一两，用两个浅而小的杯子相合樟脑，以湿纸糊杯缝，文武火烤半个时辰后取起，等冷却再用《沈谱》。

樟脑不管多少，细磨，用筛子筛过，与细壁土拌匀，折压少许薄荷汁洒在土上，用干净碗相合此土，以湿纸条糊住碗的四缝，放在甑上蒸此碗，龙脑香尽飞到上面碗底，都成冰片斋售用。

樟脑、石灰等份，一同磨极细，放入没有油污的铫子，用瓷碗盖住四面，以湿纸糊缝，不令透气，底下用木炭烧，一会儿取开，龙脑香已经飞在碗盖上，用鸡翎扫下，再与石灰等份，如前法烧，共计六、七次，到第七次可用慢火烧，一日而止，取下扫龙脑香，铺在杉木盒子中，用乳汁浸两宿，固住缝口不令透气，掘地四、五尺，窨藏一个月，不可入药同上。

韶脑一两、滑石二两，一起磨细，放入新铫子中，用文武火炒，铫子上用一瓷器盖住，龙脑香自然飞在瓷器内面，味道非常自然、逼真。

笃　耨①

笃耨，黑白相杂者，用盏底盛上，饭甑蒸之，白浮于面，黑沉于下《琐碎录》。

【注释】

①笃耨（nòu）：笃耨香。

【译文】

黑白相杂的笃耨香,用杯底盛上,用饭甑蒸,白浮于面上,黑沉于下《琐碎录》。

乳 香

乳香,寻常用指甲、灯草、糯米之类同研,及水浸钵①,研之皆费力,惟纸裹置壁隙中良久,取研即粉碎。

又法,于乳钵下,着水轻研,自然成末,或于火上,纸裹略烘《琐碎录》。

【注释】

①钵(bō):洗涤或盛放东西的陶制的器具。

【译文】

平常用指甲、灯草、糯米之类一起研磨乳香,和水浸入钵中,研磨费力,只有用纸裹乳香,放入墙壁缝隙中很长时间,取出研磨即可粉碎。

又有一方法:在乳钵下,掬水轻轻研磨,自然成粉末状,或在火上,用

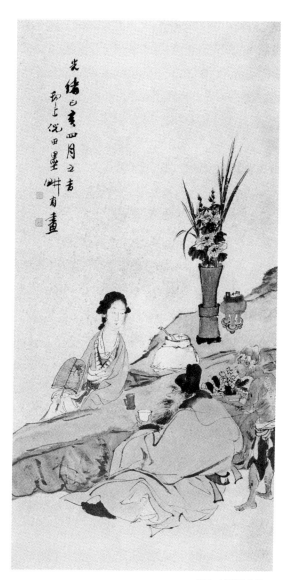

倪田《钟馗仕女图》

纸裹,略微烘烤《琐碎录》。

麝　香

　　研麝香,须着少水,自然细,不必罗也,入香不宜用多,及供佛神者去之。

【译文】

　　研磨麝香,须搁入少许水,自然细,不必筛罗,入香不宜多用麝香,供佛神不可用此香。

龙　脑

　　龙脑,须别器研细,不可多用,多则撩夺众香①《沈谱》。

【注释】

　　①撩(liáo):挑逗,摘取。

【译文】

　　龙脑香须用其他器物磨细,不可多用,多用则会夺其他香料的气味《沈谱》。

檀　香

　　须拣真者,剉如米粒许①,慢火爁②,令烟出紫色,断腥气即止。

　　每紫檀一斤,薄作片子,好酒二升,以慢火煮干,略爁。

　　檀香劈作小片,腊茶清浸一宿,焙干③。以蜜酒同拌,令匀,再浸一宿,慢火炙干④。

　　檀香,细剉,水一升,白蜜半升,同于锅内煎五、七十沸,焙干。

　　檀香斫作薄片子⑤,入蜜拌之,净器炉如干,旋旋入蜜,不住手搅动,勿令炒焦,以黑褐色为度以上并《沈氏香谱》。

【注释】

①剉(cuò):铡切,用锉刀去掉物体的芒角。

②熻(chǎo):炒。

③焙(bèi):微火烘烤。

④炙(zhì):在火上烤。中药炮制法之一,把药材与液汁辅料同炒,使辅料渗入药材之内。

⑤斫(zhuó):用刀、斧等砍劈。

【译文】

须挑选真檀香,剉如米粒大小,用慢火炒,令出紫色烟,没有腥气就停。

紫檀一斤,削成薄片子,用好酒二升,以慢火煮干,略炒。

檀香劈成小片,腊茶清浸一夜,微火烘烤干。用蜜酒同拌,令均匀,再浸一夜,慢火烤干。

檀香,细剉,用水一升、白蜜半升,一起在锅内煎五、七十沸,然后用微火烘烤干。

檀香劈成薄片子,放入蜜拌和,在净器炉中烤干,频频放入蜜,不住用手搅动,不要炒焦,以黑褐色为度以上并《沈氏香谱》。

沉 香

沉香细剉,以绢袋盛,悬于铫子当中①,勿令着底。蜜水浸,慢煮一日,水尽更添。今多生用。

【注释】

①铫(diào)子:煎药或烧水用的器具,形状像比较高的壶,口大有盖,旁边有柄,用

沙土或金属制成。

【译文】

沉香细剉，用绢袋盛放，悬挂在铫子中，不要碰到铫子底。用蜜水浸泡，慢火煮一日，水干后再添。如今多用生沉香。

藿　香①

藿香、甘松、零陵之类，须拣去枝梗杂草，曝令干燥，揉碎，扬去尘，不可用水洗烫，损香味也。

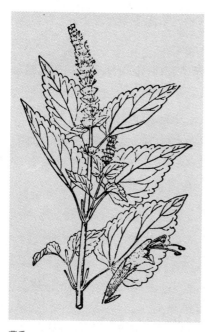

藿香

【注释】

①藿香：唇形科藿香属多年生草本。别名：土藿香、猫把、青茎薄荷、排香草、大叶薄荷、绿荷荷、川藿香、苏藿香、野藿香、猫尾巴香、猫巴虎、拉拉香、八蒿、鱼香、鸡苏、水麻叶、何香等，主产于四川、江苏、浙江、湖南、广东等地。北方作一年生栽培，南方种后可连续收获两年，产量以第二年为高。6—7月，当花序抽出而未开花时，择晴天齐地割取全草，薄摊晒至日落，收回堆叠过夜，次日再晒。第二次在10月收割，迅速晾干。主要用于治伤寒头疼、暑月吐泻、香口去臭。

【译文】

凡是藿香、甘松、零陵香之类，须拣去枝梗杂草，晒令干燥后揉碎，扬去尘土，不可用水洗烫，否则有损香味。

茅　香

须拣好者剉碎^①，以酒蜜水润一夜，炒令黄燥为度。

【注释】

①剉（cuò）：铡切，用锉刀去掉物体的芒角。

【译文】

拣好茅香，锉碎，用酒蜜水滋润一夜，炒至颜色黄燥为度。

甲　香^①

甲香，如龙耳者好，自余小者次也。取一、二两以来，用炭汁一碗煮尽，后用泥煮，方同好酒一盏煮尽，入蜜半匙，炉如黄色。

黄泥水煮令透明，逐片净洗，焙干，灰炭煮两日，净洗，以蜜汤煮干。

甲香，以泔浸二宿后煮煎至赤珠频沸^②，令尽，泔清为度。入好酒一盏同煮，良久取出，用火炮^③，色赤。

更以好酒一盏，取出候干，刷去泥，更入浆一碗，煮干为度。入好酒一盏，煮干，于银器内炒令黄色。

甲香以灰煮去膜，好酒煮干甲香。磨去龃龉^④，以胡麻膏熬之，色正黄则用蜜汤洗净，入香宜少用。

【注释】

①甲香：海螺介壳口圆片状的盖，可入药，也可作合香原料。《新唐书·地理志》有："广州南海郡，中都督府。土贡：银、藤簟、竹席、荔皮……沉香、甲香、詹糖香。"

②泔（gān）：淘米水。

③炮（páo）：制中药的一种方法，把生药放在热铁锅里炒，使它焦黄爆裂。

④龃龉（jǔ yǔ）：牙齿上下对不上，比喻意见不合。此处指参差不齐状。

【译文】

甲香如龙耳的好，小的次之。取一、二两甲香，用炭汁一碗煮，汁尽后用泥煮，再用一杯好酒煮尽，放入半匙蜜，烘烤成黄色。

用黄泥水煮令透明，逐片洗干净，烘烤干，以灰炭煮两日，洗净，再用蜜汤煮干。

甲香，以淘米水浸两夜后煮煎，至红色的水珠频频翻滚，煮干水，淘米水要用清的。倒入好酒一杯同煮，时间久后取出，用火炮制，令色赤红。

以好酒一杯，取出候干，刷去泥，再放入浆一碗，煮干为度。倒入好酒一杯后煮干，在银器内炒，炒至黄色。

甲香用灰煮去膜，用好酒煮干。磨去龃龉，用胡麻膏熬，熬至色正黄时用蜜汤洗净，入香宜少用。

【点评】

炮制香料的目的，除了清除杂质，便于制剂和利用外，更重要的是香材经适当的炮制后可消除或减少毒副作用，改变药物的性能，达到导顺治逆的目的，使其功效充分发挥出来。以地黄为例，生地黄清热凉血，经用酒蒸晒成熟地黄之后，就具有温性而滋肾补血的功效。香料炮制与草药炮制有许多相似之处。同一种香料，用在不同的香方里，炮制方法常常也不一样。炮制的方法有水制、火制、水火合制等。水制可分为洗、漂、泡、渍、水飞等；火制有煅、炮、煨、炒、烘、焙、炙等；水火合制有蒸、煮、淬等。而每一种方法中又细含若干种具体方法，内涵极其丰富。香料的炮制要求严格，"不及则功效难求，太过则性味反失"，炮制是否得当，影响香的质量。

物理修制，采用拣、摘、揉、刮、筛、切、捣、碾、剉等方法，做切制、粉碎处理，除去杂质与多余的水分，剔除变质部分以及其他非药用成分，令香料材质纯净，使其大小规格满足使用要求。如，龙涎香需要清除其中的砂石，沉香则要刮去非香质的木材。不过值得注意的是，研捣碾剉香料有一番讲究，叶庭珪《香史》载："香不用罗量其精粗，捣之使匀。太细则烟不永，太粗则气不和。但若水麝婆律之类的香料，则须别器研之。"沈立《香谱》载："龙脑须别器研细，不可多用，多则撩夺众香。"

炼 蜜

白沙蜜若干[①]，绵滤入磁罐，油纸重迭，密封罐口，大釜内重汤煮一日[②]，取出，就罐于火上煨煎数沸，便出尽水气，则经年不变。若每斤加苏合油二两更妙，或少入朴硝除去蜜气[③]，尤佳。凡炼蜜不可大过，过则浓厚，和香多不匀。

【注释】

①白沙蜜：冬采蜜糖，因其经久则陈白而沙得名。

②重汤：隔水蒸煮。

③朴硝：质地不纯的硫酸晶体，由海水或盐湖水熬过沉淀而成，用来硝皮革，也可供药用。

【译文】

将若干白沙蜜，用丝绵过滤后倒入瓷罐，重叠油纸密封住罐口，在大釜内隔水蒸煮一日后取出，把罐放在火上煨煎至数沸，使水气出尽，此蜜经若干年都不变质。若每斤白沙蜜中加入苏合油二两更好，或者少加入朴硝除去蜜气，尤其好。凡炼蜜不可过头，过则浓厚，和香多不均匀。

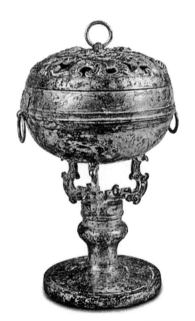

西汉薰炉

煅 炭①

凡合香，用炭不拘黑白，重煅作火，罨于密器②，冷定，一则去炭中生薪③，一则去炭中杂秽之气。爁香宜慢火④，如火紧则焦气《沈谱》。

【注释】

①煅炭：把木柴、兽骨等放在火里烧成炭。

②罨(yǎn)：掩盖，覆盖。

③生薪：未锻炼过的柴木。

④爁(chǎo)：炒。

【译文】

凡是调配香料，用炭不拘黑白，用大火烧炭，然后将之放在封口的容器中冷却，一来去炭中未煅烧过的柴木，一来去炭中杂乱的污秽之气。炒香宜用慢火，如果火猛则香有焦气《沈谱》。

合 香①

合香之法贵于使众香咸为一体。麝滋而散，挠之使匀②；沉实而腴③，碎之使和；檀坚而燥，揉之使腻。比其性、等其物而高下，如医者则药，使气味各不相掩。

【注释】

①合香：对各种天然香料按比例、香调等进行调配。

②挠：搅拌。

③腴(yú)：肥美，丰裕，美好。

【译文】

合香之法重在使众香合为一体。麝香滋润而分散,搅拌使之均匀;沉香坚实而浓郁,捣碎使之相和;檀香坚硬而性燥,揉搓使之细腻。比较它们的性能、判断它们的优劣,如医生做药,使香气各不相遮盖。

捣 香

香不用罗量其精粗,捣之使匀大。细则烟不永,太粗则气不和。若水麝、婆律须别器研之^①以上《香史》。

【注释】

①水麝:即沉香和麝香。

【译文】

香不用考量其质地的精粗,捣舂之使大小均匀。香细则熏出的烟不长久,香粗则香气不和。如果是沉香、麝香、婆律香,必须在其他容器中研磨以上《香史》。

收 香

水麝忌暑,婆律忌湿,尤宜护持,香虽多,须置之一器,贵时得开阖^①,可以诊视。

【注释】

①阖(hé):关闭。

【译文】

沉香和麝香忌暑热,婆律香忌潮湿,尤其需要照料,香

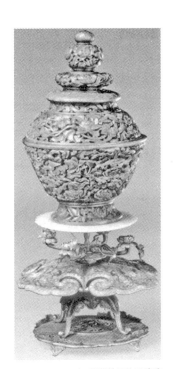

莲花牡丹纹玉香熏

味虽多,还须将这些香料放入一个容器,重要的时候打开容器,进行检查。

窨　香①

香非一体,湿者易和,燥者难调,轻软者燃速,重实者化迟,以火炼结之,则走泄其气。故必用净器,拭极干,贮窨密,掘地藏之,则香性粗入,不复离解。新和香必须窨,贵其燥湿得宜也。每约香多少,贮以不津瓷器②,蜡纸封,于静室屋中掘地,窨深三、五寸③,月余逐旋取出,其尤馣馤也④《沈谱》。

【注释】

①窨(yìn):窨藏,深藏。

②津:潮湿。

③窨(dàn):深坑。

④馣馤(yǐ nǐ):香。

【译文】

香非一体,湿润的香容易调和,干燥的香难以调和,轻软的香燃烧迅速,重实的香烧化迟缓,以火炼结香,则走泄香气。所以必用干净的容器,擦得特别干,密封贮窨,掘地窨藏容器,则香性大略相和,不会再分离。新和香必须窨藏,香的燥湿相宜非常难得。按香分量的多少,贮存在不湿的瓷器中,用蜡纸封住器口,在静室中掘地,坑深三、五寸,一月余就取出,其香味尤其馣馤《沈谱》。

焚　香

焚香必于深房曲室,矮桌置炉,与人膝平,火上设银叶或云母①,制如盘形,以之衬香,香不及火,自然舒慢无烟燥气《香史》。

【注释】

①银叶：银制的薄叶片。

【译文】

焚香必须在深房曲室，在矮桌上放香炉，与人膝盖齐平，炉火上放盘形的银叶或云母，用以衬托香料，使香接触不到火，气味自然舒慢而无烟燥气《香史》。

熏　香

凡欲熏衣，置热汤于笼下，衣覆其上，使之沾润，取去，别以炉爇香，熏毕，迭衣入箧笥隔宿①，衣之余香数日不歇。

【注释】

①箧（qiè）笥（sì）：藏物的竹器（多指箱和笼）。

【译文】

欲要熏衣，先在熏笼下放热水，衣服盖在熏笼上，使衣服沾润水气后拿开，再用香炉熏香，熏完后，叠衣放入竹箱笼一夜，衣服的余香数日不歇。

唐寅《焚香默坐歌》

【点评】

唐宋以后熏香方法更加科学，不再是直接将香料放入火中烧，而是隔火熏。虽然"熏"

新纂香谱

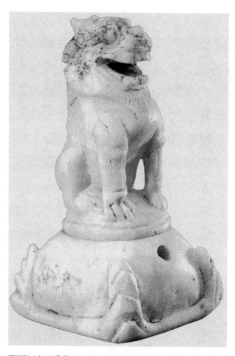

狮形汉白玉香薰

香不如"烧"香简单，但其香气更为醇和宜人，而且能增添许多情趣，深得文人雅士的青睐。杨庭秀《焚香》诗云："琢瓷作鼎碧于水，削银为叶轻于纸。不文不武火力均，闭合垂帘风不起。诗人自炷古龙涎，但令有香不见烟。素馨欲开茉莉折，底处龙涎和檀笺。平生饱食山林味，不奈此香殊妩媚。呼儿急取蒸木樨，却作书生真富贵"，说明了香鼎的质地是"瓷"，隔火的用料是比纸还轻的"银叶"，在"闭合垂帘"的密室中用不文不武的火力熏香是"有香不见烟"，这香味有素馨、茉莉、龙涎、檀香、笺香的妩媚之气，如此享受，真叫"富贵"。明人方以智《物理小识》中收有几种"焚香法"："煤饼之上香，钱隔火，或玉片，或云母，或银，或砂。屠赤水言：剪火浣布银镶为最，低几焚香则烟穗变化，绵纸裱室，以收香也。宓山愚者曰：内经载，香气凑脾。首楞言：水沉无令见火，此焚香埋火之昉也。麝檀夷香最热，惟东莞选香养人，仓卒难致，惟穷六和耳。浮山句曰：穷六和香宜土屋，瓦炉茶饼昼夜足。木根野火曝三伏，山人不羡龙涎福。复铭之曰：香舍其身，用其余魂，烧不见火，密室知恩。"

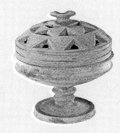

新纂香譜

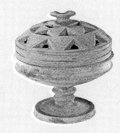

卷二

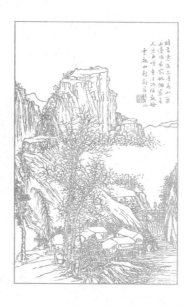

百刻篆图

百刻香若以常香则无准，今用野苏、松球二味，相和令匀，贮于新陶器内，旋用^①。野苏，即荏叶也，中秋前采，曝干为末，每料十两。松球，即枯松花也，秋末拣其自坠者，曝干，剉去心，为末，每用八两。昔尝撰香谱序百刻香印未详。广德吴正仲^②，制其篆刻并香法见贶^③，较之颇精，审非雅才妙思孰能至是，因刻于石，传诸好事者。熙宁甲寅岁仲春二日^④，右谏议大夫知宣城郡，沈立题。

【注释】

①旋：不久。

②广德：即安徽广德县，位于安徽东南部，宣城市东境，苏浙皖三省交界处。

③贶（kuàng）：赠，赐。

④熙宁甲寅岁：1074年。熙宁，北宋时神宗赵顼的年号，1068—1077年。

【译文】

百刻香若以常香则没有标准，今用野苏、松球两味相和均匀，放入新陶器，不久可用。野苏，即荏叶，中秋前采，晒干研为细末，每料十两。松球，即枯松花，秋末拣自落的，晒干，剉去花心，研为末，每用八两。曾有撰写香谱序百刻香印，并不详细。广德吴正仲制其篆刻，并赠送香法，制作非常精细，确实非雅才妙思不能如此，因而刻于石上，传给诸喜爱的人。熙宁甲寅岁仲春二日，右谏议大夫知宣城郡，沈立题。

【点评】

在《红楼梦》的《中秋夜大观园即景》联句中，黛玉和湘云有一段"香篆销金鼎，脂冰腻玉盆"的对句，描述的是香的一个品种——篆香。篆香又称"印香"、"百刻香"，以镂空的山梨或楠樟木制成的模具将香粉压制成连笔的图案或文字，即成篆香，不仅是计时器，还是空气清新剂和夏秋季的驱蚊剂，在民间流传很广，使用历史悠久。印篆香的模子称为"香篆

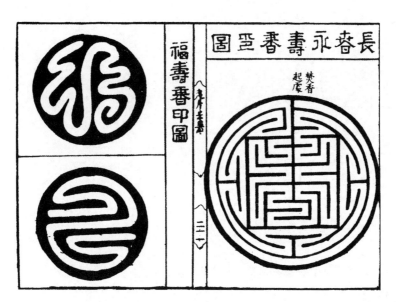

《遵生八笺》所录香印图

模"，洪刍《香谱》载："（香篆）镂木以为之，以范香尘。为篆文，然于饮席或佛像前，往往有至二、三尺径者。"

制作篆香的材料一般用香苏、松果、柏木等普通香材。若财力允许，取材也可用沉香、檀香、龙涎、降真等名贵香料。我们可以从苏轼为自己生日而写的一首诗中看到用各种名贵香料制成的"印香"，诗序中写道："子由生日，以檀香观音像及新合印香银篆盘为寿"，曰："旃檀婆律海外芬，西山老脐柏所薰。香螺脱压来相群，能结缥缈风中云。一灯如莹起微焚，何时度尽缪篆纹。缭绕无穷合复分，丝丝浮空散氤氲"，可知这"印香"是用域外名贵的旃檀香、龙脑香（婆律）和普通的土产柏香制成，难怪"丝丝浮空散氤氲"。

制香者将一昼夜划分为一百个刻度，这就是"百刻香"的由来，其香长二百四十分，每个时辰大约燃烧二尺，共计二百四十寸，点燃之后可顺序燃尽，往往燃烧于宴席前、书房中、卧室里，或燃烧于佛像前，用来营造氛围或计时。元代天文学家郭守敬就曾经制出精巧的"屏风香漏"，通过香的燃烧时间对应相应的刻度来计时。另外还有用文字表现喜庆的香篆，例如福庆香篆、长春香篆、万寿香篆等，一般燃烧于祝寿等庆典场合。

不同的节气，昼夜长短有所不同，古人在长期实践中总结出利用香篆标记二十四节气的经验，其用以计时的香篆称为四时香篆。例如，在春分这一天，篆香的一百个刻度中第四十八、四十七刻的香径为二寸七分，香长为二尺一寸五分；立夏这一天，篆香的一百个刻度中第四十二、四十一刻的香径为二寸四分，香长为一尺八寸五分；在立秋的节气里，篆香的一百个刻度中第四十四、四十五刻的香径为二寸五分，香长为一尺九寸五分；冬至这一天，篆香的一百个刻度中第六十刻的香径为三寸三分，香长为二尺七寸五分。其他诸如大寒、小寒、雨水、清明、惊蛰等节气，计时篆香也有不同的径宽与长度。

古人卧房中多用篆香计时，明人朱之蕃有诗称："不听更漏向谯楼，自剖玄机贮案头；炉面匀铺香粉细，屏间时有篆烟浮；回环恍若周天象，节次同符五夜筹；清梦觉来知候改，褰帷星火照吟眸。"说的就是睡觉时案头点上香印计时。古代女子的闺房中更是多有篆香

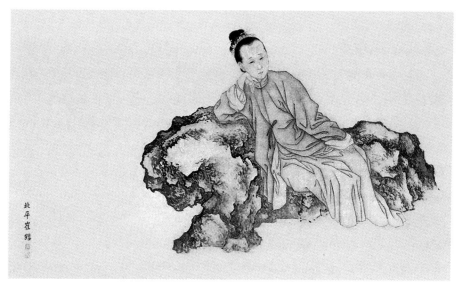

李清照像

燃烧，不仅为计时，还为薰香。婉约词人李清照的闺房之中，朝夕也是香烟缭绕，她的《满庭芳》词云："小阁藏春，闲窗锁昼，画堂无限深幽，篆香烧尽，日影下帘钩，手种江梅渐好，又何必临水登楼，无人到，寂寥恰似，何逊在扬州。"在这里，焚烧篆香不仅有计时功能，还营造了气味芳馥的美好氛围。

由于取用的香呈松散的粉状，点燃之前才以模造成绵延不断的图形，而且移动模子时很容易碰坏图形，使用时并不方便。也许正是因为这样，南宋杭州城的住宅区内的各种服务业中，就有专门为人"供香印盘"的服务业，他们包下固定的"铺席人家"，每天去压印香篆，按月收取香钱。宋人笔记《梦粱录》中清楚记载："且如供香印盘者，各管定铺席人家，每日印香而去，遇月支请香钱而已。"不过在宋代有时不能直呼香印，因宋太祖名匡胤，"香印"与"匡胤"音相近："太祖庙讳匡胤语，讹近香印，故今世卖香印者不敢斥，呼鸣罗而已"，所以"京师人货香印者，皆击铁盘以示众人，父老云以国初香印字逼近太祖讳，故托物默谕"。

定州公库印香

笺香一两、檀香一两、零陵香一两、藿香一两、甘松一两、茅香半两、大黄半两，杵罗为末[1]，用如常法。凡作印篆，须以杏仁末少许拌香，则不起尘，及易出脱[2]，后皆仿此。

【注释】

①杵（chǔ）：捣，砸。

②脱：香范。

【译文】

笺香、檀香、零陵香、藿香、甘松各一两，茅香、大黄各半两，捣罗为细末，如平常用法。凡作印篆，须用少许杏仁末拌香，则不起尘，容易出了香范，以后都仿效此法制印香。

和州公库印香①

沉香十两细剉、檀香八两细剉如棋子、零陵香四两、生结香八两、藿香叶四两焙、甘松四两去土、草茅香四两、香附子二两去黑皮，色红、麻黄二两去根细剉、甘草二两粗者细剉、麝香七钱、焰硝半两、乳香二两头高秤、龙脑七钱生者尤妙。以上除脑麝乳硝四味别研外，余十味皆焙干，捣细末，盒子盛之，外以纸包裹，仍常置暖处，旋取烧用，切不可泄气，阴湿此香。于帏帐中烧之悠扬②，作篆熏之亦妙。

【注释】

①和州：即今安徽巢湖市和县，地处皖东，长三角边缘地区。

②帏帐：帐子。

【译文】

沉香十两细剉、檀香八两细剉如棋子大小、零陵香四两、生结香八两、藿香叶四两焙、甘松四两去土、草茅香四两、香附子二两去黑皮，色红、麻黄二两去根细剉、甘草二两粗者细剉、麝香七钱、焰硝半两、乳香二两头高秤、龙脑七钱生者最好。以上除龙脑、麝香、乳香、焰硝四味别处研磨外，余十味都焙干，捣为细末，用盒子盛装，外用纸包裹，常置暖处，随时取香烧用，切不可泄气，阴湿此香。在帐子中烧之气味悠扬，作篆香熏烧亦妙。

资善堂印香

栈香三两、黄熟香一两、零陵香一两、藿香叶一两、沉香一两、檀香一两、白茅花香一两、丁香半两、甲香三分制过、龙脑三钱、麝香三钱，罗细末，用新瓦罐子盛之。昔张全真参故传张德远丞相甚爱此香①，每一日一盘，篆烟不息。

【注释】

①张全真（？—1145）：即张守，字子固，常州晋陵（今江苏常州）人，建炎间任御史中丞、参知政事。张德远（1097—1164）：即张浚，字德远，汉州绵竹（今四川）人，西汉留侯、唐朝开元时期名相张九龄之弟张九皋之后，南宋宰相。

【译文】

栈香三两，黄熟香、零陵香、藿香叶、沉香、檀香、白茅花香各一两，丁香半两，甲香三分_{制过}，龙脑和麝香各三钱，以上研磨后罗筛成细末，用新瓦罐子盛装。昔日张全真参故传张德远丞相甚爱此香，每日一盘，篆烟从不停息。

丁公美香篆沈谱①

乳香半两、水蛭三钱、壬癸虫_{即蝌蚪也}、郁金一钱、定风草半两_{即天麻苗}、龙脑少许，除龙脑、乳香别研外，余皆为末，然后一处匀和，滴水为丸如桐子大。每用先以清水湿过手，焚香烟起时，以湿手按之。任从巧意，手常要湿。歌曰："乳蛭任风龙郁煎，手炉爇处发祥烟；竹轩清下寂无事，可爱翛然迎昼眠②。"

【注释】

①丁公：丁谓（966—1037），字谓之，后更字公言，江苏长洲县（今苏州）人，宋真宗时期宰相。宋仁宗时丁谓被罢相，贬为崖州（今海南）司户参军，景祐四年（1037）卒于光州。沈谱：沈立《香谱》，原书已佚，周嘉胄《香乘》等香料文献专著中录有其主要内容。

②翛（xiāo）然：无拘无束、自由自在的样子。

【译文】

乳香半两、水蛭三钱、壬癸虫_{就是蝌蚪}、郁金一钱、定风草半两_{就是天麻苗}、龙脑少许，以上除龙脑、乳香在别处研磨外，其他一起研磨成细末，然后在一处搅拌均匀，滴水为丸如桐子大。每次使用之前，以清水湿手，焚香烟起时，用湿手按香烟。任从巧意，手常要湿。歌曰：
"乳蛭任风龙郁煎，手炉爇处发祥烟；竹轩清下寂无事，可爱翛然迎昼眠。"

汉建宁宫中香①

　　黄熟香四斤、白附子二斤、丁香皮五两、藿香叶四两、零陵香四两、檀香四两、白芷四两、茅香二斤、茴香二斤、甘松半斤、乳香一两别器研、生结香四两、枣子半斤焙干、一方入苏合油一钱，为细末，炼蜜和匀，窨月余②，作丸，或爇之。

【注释】

　　①汉建宁：汉灵帝建宁年间（168—172）。汉灵帝刘宏（156—189），东汉第十一位皇帝。

　　②窨（yìn）：窨藏，深藏。

【译文】

　　黄熟香四斤，白附子二斤，丁香皮五两，藿香叶、零陵香、檀香、白芷、生结香各四两，茅香、茴香各二斤，甘松、枣子焙干各半斤，乳香一两别器研，一方添入苏合油一钱，一起研为细末，用炼蜜搅和均匀，放入罂中窨藏月余，作成丸，或熏爇此香。

唐开元宫中方①

　　沉香二两细剉，以绢袋盛悬于铫子当中，勿令着底，蜜水浸，慢火煮一日、檀香二两茶清浸一宿，炒，候干，令无檀香气味、麝香二钱、龙脑二钱别器研、甲香一钱法制、马牙硝一钱，为细末，炼蜜和匀，窨月余，取出，旋入脑麝，丸之，或作花子，爇如常法。

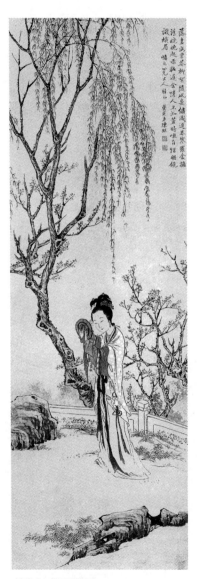

陈崇光《柳下晓妆图》

【注释】

①开元：唐玄宗李隆基的年号，713—741年，共二十九年。

【译文】

沉香二两细剉，盛入绢袋，悬于铫子中，不要碰到铫子底，用蜜水浸泡，慢火煮一日，檀香二两茶清浸一宿，炒，候干，令无檀香气味，麝香、龙脑各二钱放入其他器具中研磨，甲香法制、马牙硝各一钱，研为细末，用炼蜜搅和均匀，放入罂中窖藏月余，取出后倒入龙脑、麝香，制成丸，或作花子，熏爇如平常之法。

【点评】

中国古代宫廷制香历史应当追溯到秦汉时期，不过此时这些制香人一般都是后妃或宫女，没有确切的职务。如赵飞燕、赵合德这两位在史上以擅长制香用香而出名的后妃，她们所制的香料都是自产自销。六朝时期的皇帝都很有才，他们时常自调香料，尤其以李后主所调配的香料最出名。至唐代，宫中才开始出现合口脂匠，始有"皇朝初置合口脂匠二人"的记载。

宋时香料大量传入中国，宋宫中制香非常频繁，专门设有造香阁，阁中时常造香。北宋徽宗宣和年间（1119—1125）所造的香被称为"宣和香"，《癸辛杂识外集》载："宣和时常造香于睿思东阁，南渡后如其法制之，所谓东阁云头香也，冯当世在两府使潘谷作墨名曰福庭东阁，然则墨亦有东阁云。宣和间宫中所焚异香有亚悉香、雪香、褐香、软香、瓠香、猊眼香等。"

南宋时有几位皇帝都沉迷于玩香,时常亲自调香合香:"宣政间有西主贵妃金香,得名乃蜜剂者,若今之安南香也。光宗万机之暇留意香品,合和奇香,号东阁云头香,其次则中兴复古香,以占腊沉香为本,杂以龙脑麝身蘑卜之类,香味氤氲,极有清韵。"一则宣和御制香的制法:"沉香七钱剉如麻豆,檀香三钱剉如麻豆烛黄色,金颜香二钱另研,背阴草不近土者,如无用浮萍,朱砂二钱半飞细,龙脑一钱,麝香别研,丁香各半钱,甲香一钱制过,右用皂儿白水浸软,以定碗一只慢火熬,令极软,和香得所次入金颜脑麝研匀,用香蜡脱印,以朱砂为衣,置于不见风日处窨干,烧如常法。"因选材名贵、香味氤氲,宋宫中制作的薰香料一直为世人所称道,并被赋予雅名,称:"江南宫中制香,名宜爱香,黄鲁直易名意可香。"

江南李主帐中香①

沉香一两剉细如炷大、苏合香以不津瓷器盛,以香投油,封浸百日,蒸之。入蔷薇水更佳。

【注释】

①李主:李煜(937—978),字重光,南唐后主。975年,宋灭南唐,他被封为"违命侯",做了三年阶下囚,终被杀死。

【译文】

沉香一两剉细如炷大、苏合香盛入不湿的瓷器,将香投入油中,封浸百日后蒸此香。倒入蔷薇水更好。

【点评】

李煜才华出众,不过他的才气没用在治国安邦之道上,否则也不可能成为亡国君。填词、作曲、调香、薰香、佳人是他生活的主要内容。他的词往往将香与佳人放在一起抒发情感。例如,《一斛珠》:"晚妆初过,沉檀轻注些儿个,向人微露丁香颗……罗袖裛残殷色可, 杯深旋被香醪浣";《玉楼春》:"晚妆初了明肌雪, 春殿嫔娥鱼贯列……临春谁更飘香屑";《临江仙》:"望残烟草低迷, 炉香闲袅凤凰儿。"他与小周后勾搭上后也写香词——《与周后妹》:"蓬莱院闭天台女, 画堂昼寝无人语, 抛枕翠云光, 绣衣闻异香。"他的《春思》、《长相思》、《望远行》等词中都有类似的香艳描写。

当然, 李后主写这些"香词"也不是凭空想象, 这些意识形态的东西都源于他穷奢极欲的生活。李煜的父亲李璟也爱香, 曾在宫中大设香宴。保大七年 **(949)**, 李璟召大臣宗室赴内香宴, 凡中国、外夷所出, 以至和合、煎饮、佩带、粉囊共九十二种, 江南素所无也。在此氛围熏陶下, 李煜爱香比他父亲有过之而无不及。史载李后主的"帐中香法"就有五种, 这些用以焚爇的"帐中香"离不开沉香、檀香、龙脑香、丁香、零陵香、甲香、麝香、苏合油、蔷薇水的调配。如果想令香气发甜, 可将鹅梨切碎, 取汁与香调配, 既成气味香甜的"鹅梨香"。最值得一提的还是李后主的"花浸沉香", 采一碗带露水的酴醾、木犀、橘花(或橘叶亦可)、福建茉莉花之类的香花装入磁盒, 用纸盖住盒口, 放入甑蒸一顿饭的工夫, 去花留汁, 花汁中浸入剉碎的沉香(蔷薇水浸最好), 放太阳下晒干, 以此反复几次, 待沉香透烂为止。

"红日已高三丈透, 金炉次第添香兽。红锦地衣随步皱, 佳人舞点金钗溜";"绿窗冷静芳音断, 香印成灰, 可奈情怀, 欲睡朦胧入梦来"等香词就在李煜"熏着香烟、搂着佳人、饮着美酒"的半梦状态下写出。尽管《玉树后庭花》这样的亡国之音不是李煜所写, 但李煜政治上的昏庸、生活上的糜烂却与陈叔宝有许多惊人雷同之处, 难怪二人最后都做了阶下囚。

赵清献公香[①]

白檀香四两研剉、乳香缠末半两研细、玄参六两温汤洗净, 慢火煮软, 薄切作片, 焙干, 碾取细末, 以熟蜜拌匀, 入新瓷罐内, 封窨十日, 爇如常法。

【注释】

①赵清献: 即赵抃 (1008—1084), 号知非子, 浙江衢县人, 赵湘之孙, 景祐元年

（1034）进士，任殿中侍御史，弹劾不避权势，时称"铁面御史"。平时以一琴一鹤自随，为政简易，长厚清修，日所为事，夜必衣冠露香以告于天。年四十余，究心宗教。初在衢州，常亲近蒋山法泉禅师，禅师未尝容措一词。及在青州，政事之余多晏坐，一日忽闻雷震，大悟。乃作偈云："默坐公堂虚隐几，心源不动湛如水。一声霹雳顶门开，唤起从前自家底。"累官至参知政事，以太子少保致仕，卒后谥清献，后人称为赵清献。苏轼曾为之作《清献公神道碑》。

【译文】

白檀香四两_{细到并研磨}，乳香缠末半两_{研磨为细末}，玄参六两_{用温水洗干净，慢火煮软，切成薄片，焙干}，以上碾为细末，用熟蜜搅拌均匀，倒入新瓷罐中，封窨十日，熏爇如平常之法。

后蜀孟主衙香①

沉香三两、栈香一两、檀香一两、乳香一两、甲香一两_{法制}、龙脑半钱_{别研，香成旋入}、麝香一钱_{别研，香成旋入}，除龙麝外，用秆末②，入炭皮末、朴硝各一钱，生蜜拌匀，入瓷盒，重汤煮十数，沸取出，窨七日，作饼，爇之。

【注释】

①后蜀孟主：即孟昶（chǎng）（919—965），初名仁赞，字保元，祖籍邢州龙岗（今河北邢台沙河孟石岗），出生于晋阳城（今山西太原西南），五代后蜀高祖孟知祥第三子，后蜀末代皇帝，934—964年在位。

②秆：稻麦等植物的茎。

【译文】

沉香三两，栈香、檀香、乳香、甲香_{法制}各一两，龙脑香半钱_{在别处研，香成后立即倒入}，麝香一钱_{别处研，香成后立即倒入}，以上除龙脑香、麝香以外，用秆末，添入炭皮末、朴硝各一钱，以

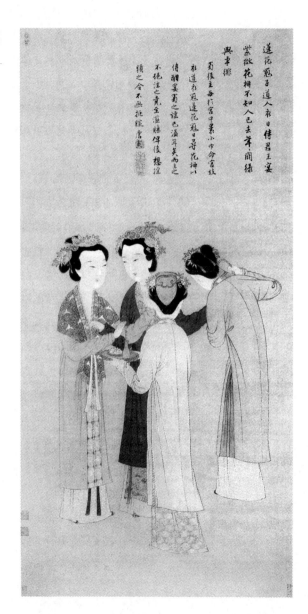

莲花冠子道人衣 日侍君王宴
紫微花树不知人已去年前绯

蜀后主每于宫中暑小巾命宫妓
衣道衣冠莲花冠日寻花栅以
侍酣宴蜀之谊巳溢耳矣而主
不艳注之竟至荒畅俘後 想误
颈之合不无抵掾 唐寅

唐寅《孟蜀宫妓图》

生蜜搅拌均匀，倒入瓷盒，隔水蒸煮十次，沸腾后取出，放入罂中窖藏七日，作香饼熏爇。

苏内翰贫衙香①

白檀香四两斫作薄片，以蜜拌之，净器内炒如干，旋入蜜，不住手搅，以黑褐色止，勿令焦、乳香五粒生绢裹之，用好酒一盏同煮，候酒干至五七分取出、麝香一字、玄参一钱，先将檀香杵粗末，次将麝香细研，入檀香，又入麸炭细末一两，借色与玄乳同研，合和令匀，炼蜜作剂，入瓷器罐，密封埋地一月。

【注释】

①苏内翰：即苏轼。宋仁宗嘉祐六年（1061），苏轼在崇政殿考取"贤良方正"科，此时北宋开国已经百年，而考取"贤良方正"者仅三人而已，时人称许，随即以"苏贤良"称之。后来苏轼外放杭州、徐州、湖州等地为地方官。于杭州时，治理开发西湖，人称"西湖长"；于徐州整治水患，故又名之曰"苏徐州"。后来又任翰林学士兼端明殿翰林侍读，以龙图阁大学士知杭州，又召为翰林承旨，以官衔称为苏学士、苏内翰、苏端明。

【译文】

白檀香四两切成薄片，拌入蜜，净器内炒干，慢慢往里面倒进蜜，不住用手搅，搅至黑褐色止，勿令焦、乳香五粒生绢裹之，用好酒一盏同煮，等酒干至五七分取出、麝香一字、玄参一钱，以上先将檀香杵粗末，次将麝香细研，入檀香，又入麸炭细末一两，一起与玄参、乳香研磨，搅拌均匀，炼蜜作剂，放入瓷器罐，密封埋地一月。

延安郡公蕊香①

玄参半斤净洗去尘土，于银器中，以水煮令熟，挖出干切，入铫中，慢火炒令微烟出、甘松四两细剉，拣去杂草尘土、白檀香二钱剉、麝香二钱颗者，俟别药成末，方入研、乳香二钱细研，同麝香入，并用新好者杵罗为末，炼蜜和匀，丸如鸡豆大，每药末一两入熟蜜一两，末丸前再入臼杵百余下②，油纸蜜封，贮瓷器，旋取烧之作花气。

【注释】

①延安郡公：即窦威，字文蔚，扶风平陵（今陕西兴平）人，爱读书，号"书痴"。隋官至内史舍人，后免职。李渊起兵入关，召补司录参军，参订礼仪及禅代文翰。唐建拜内史令，深为高祖亲重。谥靖，追封延安郡公。

②臼（jiù）：中部下凹的舂米器具。

【译文】

玄参半斤洗去尘土，在银器中用水煮熟后挖出，干切，倒入铫中，慢火炒出微烟，甘松四两锉细，拣去杂草尘土，白檀香二钱锉，麝香二钱颗粒状，等别的药磨成细末后倒入研磨、乳香二钱研成细末，同麝香一起倒入，用新好的杵捣为细末，倒入炼蜜搅和均匀，团成如鸡豆大的小丸，每药末一两倒入熟蜜一两，末丸前再倒入臼，杵百余下，以油纸密封，贮入瓷器，不久后熏烧此香可作花香气。

宣和贵妃黄氏金香①

占腊沉香八两、檀香二两、牙硝半两、甲香半两制过、金颜香半两、丁香半两、麝香一两、片白脑子四两，为细末，炼蜜先和前香，后入脑麝，为丸大小任意，以金箔为衣，爇如常法。

【注释】

①宣和：宋徽宗的第六个年号和最后一个年号。北宋在1119—1125年使用，一共七年。宣和七年二月宋钦宗即位沿用。

【译文】

占腊沉香八两、檀香二两、牙硝、甲香制过、金颜香、丁香各半两、麝香一两、片白龙脑

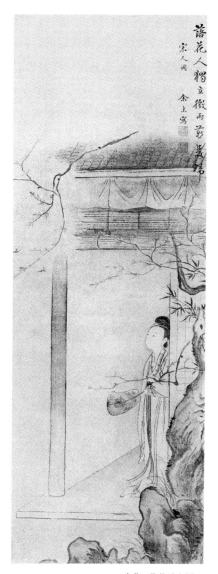

香四两，以上研磨为细末，用炼蜜先和前香，后添入龙脑、麝香，做成丸，丸的大小随意，用金箔包住香丸，用平常之法熏烧。

【点评】

　　唐宋时期涌现了许多像李清照、魏夫人这样的女性，她们身份各不相同，有后宫佳丽、豪门贵妇、名门淑媛、市井怨妇、酒楼歌妓，她们有的生活寂寥、有的心情苦闷，为了取悦那些让她们赖以维生的人，她们能做的除了读书识字使自己知书达理之外，主要是借助脂粉香囊使自己形象美丽迷人，时刻等待着自己意中人的到来。

　　然而等待是一种折磨，其过程总是与孤独、惶恐、紧张、忧郁相伴，是一种与时光对抗并被时光剥夺了快乐的生存状态。这些被剥夺自由与快乐的往往是女性，有名门淑媛，也有宫廷女子。白居易《上阳白发人》中的女子们就是例子，她们："玄宗末岁初选入，入时十六今六十。……唯向深宫望明月，东西四五百回圆。……小头鞋履窄衣裳，青黛点眉眉细长。外人不见见应笑，天宝末年时世妆。"这就是皇宫中女性等待的写实。唐玄宗于712年即位，在位44年，天宝末年已是756年。这些被关在上阳宫中的女人，尽管出宫无望，但是每天仍不忘描眉化妆等待奇迹的出现，不过她们的妆已是几十年前天宝年间流行的"时世妆"，因为这些被关在

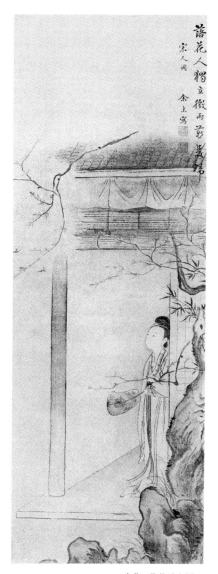

余集《落花独立图》

上阳宫中的女人与世隔绝已有几十年，不知外面世界现在的模样，只能化着被关入上阳宫前流行的"时世妆"。最关键的是，传自西域的"时世妆"不同于汉风，该妆面不施白粉也不抹胭脂，嘴唇抹的是黑色的唇膏，眉毛画成八字形，满脸涂成深红色。如此妆束，不论几十年后是否还流行，但上阳宫的女人们已尽失汉家女儿态，外人见了怎能不笑话，就像在如今的社会中，忽然有人梳长辫，穿一身清代的长袍马褂出现在他人面前，怎能不让人好奇进而发笑呢。

宫廷中女性"等"海无边。五代时花蕊夫人的《宫词》中就有这样一段熏香等待天子临幸的描写："安排诸院接行廊，水槛周回十里强。青锦地衣红绣毯，尽铺龙脑郁金香。"美丽而富有才华的花蕊夫人描写了西蜀宫苑中，风流天子宠幸后妃前惊人的奢侈：皇宫中十多里的长廊，都铺着青锦地垫和红绣地毯，上面遍洒名贵的龙脑香和郁金香，等待天子临幸。她还有许多关于后宫熏香的描述，例如："御炉香气扑龙床"、"扫地焚香日午时"、"翠华香重玉炉添"、"博山夜宿沉香火"、"蕙烛香销烛影残，御衣薰尽辄更阑"。熏香似乎总与无所事事的女性联系在一起。立在香炉前的女性，不论是宫词中的失意妃嫔，还是《花间集》中的艺伎，从来不用为生计操心，只需讨她们所依靠人的欢心，"红袖添香"就是她们日常生活的一部分。

僧惠深温香

地榆一斤、玄参一斤_{米泔浸二宿}、甘松半斤、白茅香一两、白芷一两_{蜜四}两^①，河水一碗同煎，水尽为度，切片焙干，为细末，入麝香一分，炼蜜和剂，地窖一月，旋丸爇之。

【注释】

①米泔：淘米水。

【译文】

地榆一斤，玄参一斤_{米泔浸二宿}，甘松半斤，白茅香一两，白芷一两_{用蜜四两与河水一碗煎，直到}

水煎尽，切片焙干，以上研磨成细末，添入麝香一分，以炼蜜和剂，埋入地下深藏一月，然后制成丸熏爇。

【点评】

由于香的尊贵神圣，佛教中几乎无处不"香"。许多僧人都会制香。诵经打坐、浴佛法会、水陆法会、佛像开光、传戒、放生等佛事活动，都离不开香。因香而有的仪式与术语很多。信众入寺礼佛燃香，被称为"香客"；携香入寺礼佛之行被称为"敬香"或"进香"；信徒进香所施的钱被称为"香资"；信徒众多的寺庙以"香火鼎盛"来形容；僧人做法事首先必唱《炉香赞》；法师在"香案"前燃香被称为"拈香"或"捻香"。斋主做佛事时须随主法僧人佛前敬香，称为"上香"；替他人做佛事，则称为"代香"。施主设斋食供僧时，先以香分配给大众，行烧香绕塔礼拜的仪式，称为"行香"。礼佛的上乘境界重在虔诚，被称为"心香"；同信佛法，同在佛门，彼此往来的契合者，称为"香火缘"或"香火因缘"；佛门道友共同结合而成的念佛修持团体，亦称为"香火社"。专司焚香、燃灯的职务称为"香火"或"香灯"；司掌时间的职务，称为"香司"；僧人打坐以烧一炷香作为时间标准，因而坐禅亦谓之"坐香"；起坐后跑动绕佛，则谓之"跑香"；用于警策修行的形如宝剑的木板谓之"警策香板"，用于惩诫的谓之"清规香板"；佛殿谓之"香殿"，厨房谓之"香

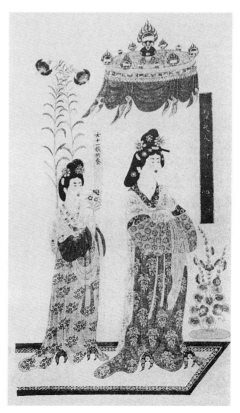

唐敦煌壁画乐廷瑰夫人行香图

厨",佛家寺院则被尊称为"檀林";若修行者犯了错,被罚于佛前长跪,称为"跪香";学者插香以请禅师普说或开示之仪式,或住持领僧团到佛前集体发露忏悔,称为"告香";对大众预报告香仪式所悬挂之牌,即称"告香牌";依此仪式之普说,即称作"告香普说"。另外,一些佛、菩萨和佛国净土还以香命名,佛典中也记载了许多他们的故事,如香积如来、师子香菩萨、香手菩萨、金刚香菩萨、香象菩萨、香音神王、鬻香长者、香严童子、众香国等等。佛教中的天龙八部护法神之一的干闼婆神,以食香、身体放香著称,被称为"香神"。

卷
三

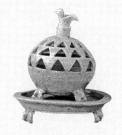

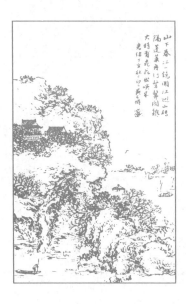

凝和诸香

韩魏公浓梅香又名返魂梅[①]

黑角沉半两、丁香一分、郁金半分小麦麸炒令赤色、腊茶末一钱、麝香一字、定粉一米粒即韶粉是、白蜜一盏[②]，各为末，麝先细研，取腊茶之半汤点澄清调麝，次入沉香，次入丁香，次入郁金，次入余茶及定粉，共研细，乃入蜜，使稀稠得宜，收沙瓶器中，窖月余，取烧，久则益佳，烧时以云母石或银叶衬之。

【注释】

①韩魏公：即韩琦（1008—1075），字稚圭，自号赣叟，汉族，相州安阳（今属河南）人。北宋政治家、名将，天圣进士。初授将作监丞，历枢密直学士、陕西经略安抚副使、陕西四路经略安抚招讨使。与范仲淹共同防御西夏，名重一时，时称"韩范"。嘉祐元年（1056），任枢密使；三年，拜同中书门下平章事。英宗嗣位，拜右仆射，封魏国公。神宗立，拜司空兼侍中，出知相州、大名府等地。熙宁八年（1075）卒，年六十八，谥忠献。

②腊茶：茶的一种。腊，取早春之义。以其汁泛乳色，与溶蜡相似，故也称蜡茶。一字：中药量名，用唐代"开元通宝"钱币抄取药末，填去一字之量。即一钱币的四分之一量。

【译文】

黑角沉半两、丁香一分、郁金半分小麦麸炒令赤色、腊茶末一钱、麝香一字、定粉一米粒即韶粉、白蜜一盏，以上各研磨为末，麝香先细研，取腊茶一半用汤点过之后澄清来调麝香，次入沉香，次入丁香，次入郁金，次入剩下的茶及淀粉，一起研细，放入蜜，使稀稠得宜，收沙瓶器中，窖藏月余后取出熏烧，越久效果更佳，烧时以云母石或银叶衬香。

洪驹父荔支香①

荔支壳不拘多少、麝香一个，以酒同浸二宿，封盖饭上蒸之以为度，臼中燥之捣末，每十两重加入真麝香一字②，蜜和作丸，爇如常法。

【注释】

①洪驹父：即洪刍，字驹父，江西南昌人，著有《香谱》，是宋代著名词人黄庭坚的外甥，其母是黄庭坚的妹妹。

②一字：中药量名。用唐代"开元通宝"钱币抄取药末，填去一字之量。即一钱币的四分之一量。

【译文】

荔支壳不拘数量、一个麝香，用酒一起浸两宿，封盖在饭上蒸，放入臼中干燥并捣为细末，每十两重加入一字量的真麝香，用蜜和作成香丸，熏爇如平常之法。

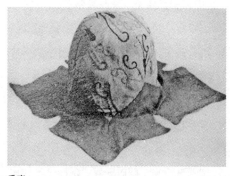

香囊

【点评】

史称洪刍："宣和间为黄州酒正，以廉洁自持榷酤有法。"生值北宋末年，绍圣元年（1094）中进士，靖康中官至谏议大夫，后因事被谪配沙门岛，卒于其地。当时正值北宋末年，战事频仍，朝廷财政困难，无法发俸禄给官员，经常用香料充当银两发给官员。洪刍当时官至谏议大夫，在这样的条件下他有很多机会接触香料、利用香料。后来洪刍被谪配至产香料的沙门岛，整日与香料相伴，写成《香谱》一书。

涂傅诸香

傅身香粉①

荚粉别研、青木香、麻黄根、附子炮、甘松、藿香、零陵香各等分，除荚粉外，同捣罗为细末，以生绢夹带盛之，浴罢傅身上。

【注释】

①傅：涂。

【译文】

荚粉别处研磨、青木香、麻黄根、附子炮制、甘松、藿香、零陵香各等分，除荚粉外，一起捣罗成细末，用生绢夹带盛放，洗浴后涂傅在身上。

梅真香

零陵叶、甘松、白檀、丁香、白梅末各半两，脑麝少许，为细末，糁衣、傅身皆可用之①。

【注释】

①糁（sǎn）：洒，涂抹。

【译文】

零陵叶、甘松、白檀、丁香、白梅末各半两，龙脑、麝香少许，一起研磨成细末，洒在衣服上、涂在身上都可用。

【点评】

傅粉是中国女性最古老的妆扮内容之一，张华《博物志》称"纣烧铅作粉，谓之胡粉。

或曰周文王时妇人已傅粉矣"。秦汉以后，粉中逐渐开始添加香料，《齐民要术》中载"作香粉法"："唯多着丁香于粉合中，自然芬馥。"实际上，不只是丁香，还有檀香、沉香、乳香等香料以及很多香花也可添在粉中合香。这些香粉抹在身上使女性的模样更加讨人喜爱。"玉女翠帷薰，香粉开妆面"；"渐次红潮趋靥开，木瓜香粉印桃腮"；"扑粉更添香体滑"，表达了女性傅了香粉后令人愉悦的形象。还有一些形容粉的香气的诗词，例如："香粉嚼余浓不散，唾花误染缕金裳"；"迎风细荇传香粉，隔水残霞见画衣"；"浓将香粉抹杨妃"。

中国古代女性傅粉可不只是抹脸，还涂身体，用现代语言形容，这粉可被称做爽身粉，一般在浴后涂身，汉代已出现。《飞燕外传》中载："赵后浴五蕴七香汤，踞通沉水香，坐燎降神百蕴香。昭仪浴豆蔻汤，傅露华百英粉。帝尝私语樊嬺曰：后虽有异香，不如昭仪体自香也。"比起赵飞燕姐妹浴香汤、傅花粉，杨贵妃从入浴到扑香粉妆扮，最后再捧杯喝酒的奢侈似乎并不逊色于她们姐妹俩，其过程是"浴罢华清第二汤，红绵扑粉玉肌凉，娉婷初试藕丝裳，凤尺裁成猩血色，蟠食熏透麝脐香，水亭幽处捧霞觞"。有些香料具有避虫杀菌、活血化瘀等功效，添加了香料的粉也具备这些功能，《月令广义》中称："夏用五枝汤，常洗浴，浴讫以香粉傅身，能祛瘴疠毒疏风气，滋血脉。"

唐代以后，聪明的爱美女性又将胭脂添加到这香粉里，使之微呈粉红色，与人体肤色非常接近。"忆得双文衫子薄，钿头去映退红酥"；"退红香汗湿轻纱，高卷蚊厨独卧斜"；"朱唇素指匀，粉汗红绵扑"；"粉汗凝香沁绿纱"；"腻香粉汗沾凝脂"；"生浓香、红汗滴"；"红汗沾犹湿，缠绵玉钏知，暗香生皓腕，微晕隐丰肌"，不仅告诉我们这些女子用的粉是红色的，她们晚上睡觉时也会傅这芳香的红粉。《开元天宝遗事》中将杨贵妃所出的汗称为"红汗"，说她"每至夏月常衣轻绡，使侍儿交扇鼓风，犹不解其热。每有汗出，红腻而多香，或拭于巾帕之上，其色如桃红也"。很显然，杨贵妃身上傅了掺有胭脂的香粉，才会出现红色香汗的现象。据《唐书》记载，唐玄宗每年赏给杨贵妃姐妹的脂粉费用高达百万两，这么多的开支都用在这芳香脂粉中，怎能让贵妃不香不红不讨明皇的欢心。

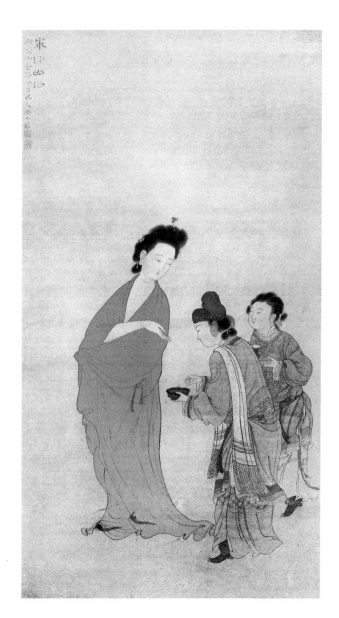

康涛《华清出浴图》

香发木犀油

凌晨摘木犀花半开者，拣去茎蒂，令净，高量一斗，取清麻油一斤，轻手拌匀，捺瓷器中[①]，厚以油纸密封罐口，坐于釜内，以重汤煮一饷久[②]，取出安顿稳燥处，十日后倾出，以手沘其清液[③]，收之，最要封闭最密，久而愈香。如此油匀入黄蜡，为面脂，馨香也。

【注释】

①捺（nà）：用手重按。

②饷（xiǎng）：同"响"。一会儿，不多久的时间。

③沘（bǐ）：此处意为用手滤。

【译文】

凌晨，摘半开的桂花，拣去茎蒂令干净，量一斗花，取清麻油一斤，轻轻用手搅拌均匀，按入瓷器中，用厚油纸密封罐口，放入釜中，隔水蒸煮一会儿后取出，安放在稳定干燥的地方，十天后倒出，用手沘其清液并且贮入瓶中，特别需要将瓶口封闭紧密，时间久了更加芳香。用少许此油倒入黄蜡，做面脂，味道馨香。

【点评】

香泽，又称兰泽、芳脂、兰膏等，指的是润发的芳香油膏。刘熙《释名·释首饰》曰"香泽者，人发恒枯悴，以此濡泽之也"，意为用香泽涂发则可使枯悴的头发变得有光泽。《本草纲目》引唐代医家陈藏器之言，称："兰草生泽畔，妇人和油泽头，故云兰泽"，可见古老的香料兰蕙成了制作香泽的基本原料，因此香泽往往又被称为"兰泽"。宋代出现的"香发木犀油"，就是抹在头发上的桂花油，也属香泽的一种。

古代女子用香泽不仅是为润发，还为固定发型。《傅芳略记》载："周光禄诸妓掠鬓用郁金油，傅面用龙消粉，染衣以沉香水，月终人赏金凤皇一只"，这里的郁金油就是用郁金香制作的香泽。温庭筠有诗曰："兰膏坠发红玉春，燕钗拖颈抛盘云"，说的是用香泽涂抹头发，然后将头发盘成燕尾形拖在颈上。有词形容美人梳理头发涂香泽的情形是，"窗外啼莺，频催妆束，绿云缭绕，轻把牙梳，旋移鸾镜，委地容光耀，兰膏新沐，微闻香泽"，意思是清晨窗外莺开始啼叫，美人赶紧起床梳妆，轻轻地用牙梳梳发，镜中的自己确实容光焕发，刚洗过的头发上涂着的香泽是多么芳香。可见涂了香泽的头发不仅有光泽，而且香泽发出的气味非常讨人喜爱，有许多诗词表达了这种芳香。"夜来寒侵酒席，露微泫，舄履初，香泽方薰"；"氤氲香泽满衣裳，非龙非麝非沉水，疑是诸天异国香"；"百子池头，丽人三花，树下长春，襟解微闻香泽，帷寨想见横陈"，都说明了香泽气味袭人。

香泽之所以芳香，主要还是因为制作香泽的原料都是芳香料。香泽制作的基本方法，就是把兰蕙等香料放到油中浸渍，使香料中的芳香物质浸到油中，所以庾信《镜斌》中有"泽渍香兰"。不过，光靠"浸"，效果未必好，还需用火"煎"，通过加热让香料中的芳香物质更多地渗到油中。浸香料的油一般用芝麻油，很少用到动物脂油。梁简文帝《乐府》诗云："八月香油好煎泽"，诗中的香油就是指芝麻油。

香　饼

几烧香用饼子，须先烧令通赤，置香炉内，侯有黄衣生，方徐徐以灰覆之，仍手试

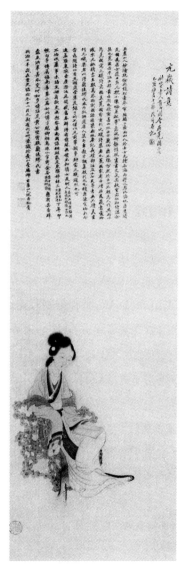

改琦《宫娥梳髻图》

火气紧慢。

长生香饼。黄丹四两，干蜀葵花_{烧灰}、干茄根各二两_{烧灰}，枣半斤_{去核}，为细末，以枣肉研作膏，同和匀，捻作饼子窨晒干①，置炉而火耐久不熄。

丁晋公文房七宝香饼②。青州枣一斤_{和核用}，木炭二升_末，黄丹半两，铁屑二两_{造针处有}，定粉、细墨各一两③，丁香二十粒，同捣为膏，如干时再加枣，以模子脱作饼如钱许，每一饼可经昼夜。

【注释】

①捻：用手指搓转。

②丁晋公：丁谓（966—1037），字谓之，后更字公言，江苏长洲县（今苏州）人。宋真宗大中祥符五年至九年（1012—1016）任参知政事（次相），天禧三年至乾兴元年（1019—1022）再任参知政事、枢密使、同中书门下平章事（正相），前后在相位七年。丁谓不顾国家与百姓利益，一味迎合皇帝，遭到正直之士的反对，寇准对他诏主媚君尤为痛恶。仁宗时丁谓被罢相，贬为崖州（今海南）司户参军，景祐四年（1037）闰四月卒于光州（今河南潢川）。

③定粉：即淀粉，可以将各种制香饼的材料粘合在一起。

【译文】

凡烧香用饼子，须先烧通红，放入香炉中，等有黄色烟出现，才徐徐将灰覆盖到香饼上，仍须用手试火气紧慢。

长生香饼。黄丹四两，干蜀葵花_{烧成灰的}和干茄根_{烧成灰的}各二两，枣半斤_{去核}，研磨为细末，将枣肉磨成膏状，一起搅和均匀，搓成饼子，窨后晒干，置入香炉中，炉火经久不熄。

丁晋公文房七宝香饼。青州枣一斤_{和核用}，木炭二升_末，黄丹半两，铁屑二两_{造针处有}，淀粉、细墨各一两，丁香二十粒，同捣为膏，如果膏嫌干，再加入枣，用模子脱香饼，如钱大小，每饼可经用一昼夜。

【点评】

香饼又称"炭墼（jī）"、"香炭"、"发香煤"或
"石炭"等，是不添加香科配制成的薰香燃料。《天
宝遗事》中杨国忠家的香炭是"以炭屑，用蜜捏塑成
双凤，至冬月燃炉，乃先以白檀香末铺于炉底，余炭
不能参杂也"。北宋欧阳修《归田录》载："香饼，石
炭也"，并说，这种香饼出于"清泉"（今湖南衡阳），
用它焚香，"一饼之火，可终日不灭"。用其作脚炉炭
墼，"采蜀葵叶捣，麸炭煤炭末以化开，石灰之浓汁和
之，铁圈捶实暴干。中通曰：江南细枝炭曰煤炭，非石
炭也，蔚州石炭终日不灭"。为了使薰出的味道香甜，
明宫所制炭墼中还添加了梨、枣等香甜味水果汁，既
是"捣炭为末，以梨枣汁合之为饼，置于炉中，以为香

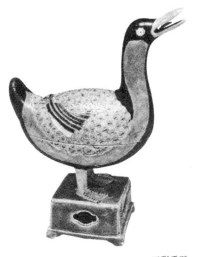

三彩香鸭

藉，即香炭"。清朝史梦兰撰写的《全史宫词》有："连天雨雪朔风骄，金鸭香温炭饼消"，描
绘的是发香煤饼在"金鸭"内燃烧时既"香"且"温"的情景。

元代邹铉的《寿亲养老新书》记载了香炭的制法："以精石炭屑之，生葵叶杂捣为饼钱
大，暴干焚香，虽致冷湿地，火亦不灭。石炭相郡，煤子最佳，余处者性急，动之则火灭，不
得已，清泉者次之，长泉者又为下。一法杉炭末五两，胡粉、黄丹各一两，合捣为细末，着糯
米胶和匀作饼子，候干，火内烧通红，以纸灰埋香炉中，焚香经夕，不灭不消。"明代高濂的
《遵生八笺》也记载了香炭墼的制法："以鸡骨炭碾为末，入葵叶或葵花，少加糯米粥汤和
之，以大小铁塑，槌击成饼，以坚为贵，烧之可久，或以红花渣代葵花叶，或烂枣入石灰和炭
造者亦妙。"

周嘉胄《香乘》中"四时烧香炭饼"的选材及制法与上述相似："坚硬黑炭三斤，黄丹、定

粉、针砂、软炭各五两，先将炭碾为末，罗过，次加丹粉、砂硝同碾匀。红枣一升，煮去皮核，和捣前炭末成剂，如枣肉少就加煮枣汤，杵数百，作饼，大小随意，晒干，用时先埋于炉中，盖以金火引子小半匙，用火或灯点焚香。"只是该饼在使用的时候，不是先在别处烧红，而是直接放入炉中，用"金火引子"点着，这金火引子的成份是定粉、黄丹和柳炭细末，"每用小半匙盖于炭饼上，用时着火或灯点然"。

香 煤

近来焚香取火非灶下，即蹈炉中者^①，以之供神佛、格祖先^②。其不洁多矣，故用煤以扶接火饼。

【注释】

①蹈：利用，踩。

②格：感通。《书·君诰》："格于皇天。"

【译文】

近来焚香，不在灶下取火，而是利用炉中的火，以之供奉神佛、感通祖先。有很多不洁火源，所以用香煤以扶持火饼的燃烧。

【点评】

香煤功能与香饼炭墼一样，只是形状不同，香饼炭墼呈块状，而香煤呈粉状，更易点着。制作香煤的方法有七种：

一种是：茄蒂不计多少，烧存性，取四两，再用定粉三钱、黄丹二钱、海金砂二钱，以上研末拌匀，置炉上，烧纸点，可终日。

一种是：枯茄荄烧成炭，于瓶内候冷，为末，每一两入铅粉二钱、黄丹二钱半拌匀，和装灰中。

一种是：熘硝、黄丹、杉木、炭各等分，糁炉中，以纸烬点。

一种是：黑石脂（石墨、石涅），古者捣之，以为香煤。张正见诗："香散绮幕室，石墨雕金炉。"

一种是：干竹筒、干柳枝烧黑灰各二两，用铅粉二钱、黄丹三两、熘硝六钱，以上同为细末，每用匕许，以灯爇着，于上焚香。

一种"月禅师香煤"：用杉木烰炭四两、硬羊胫炭二两、竹烰炭一两、黄丹半两、海金砂半两，以上研为末，拌匀，每用二钱置炉，纸灯点，候透红，以冷灰薄覆。

还有一种"阁资钦香煤"：柏叶多采之，摘去枝梗，洗净，日中曝干，剉碎，不用坟墓间者，入净罐内，以盐泥固济，炭火煅之，石剉细研。每用一二钱，置香炉灰上，以纸灯点，候匀遍焚香，时时添之，可以终日。香饼、香煤，好事者为之，其实用只须栎炭一块。

香　灰

细叶杉木枝烧灰，用火一、二块养之，经宿，罗过装炉。

每秋间采松，须曝干，烧灰，用养香饼。

未化石灰，槌碎①，罗过，锅内炒，令候冷，又研又罗，为之作香炉灰，洁白可爱，日夜常以火一块养之，仍须用盖，若尘埃则黑矣。

矿灰六分、炉灰四钱和匀，大火养灰爇性。

香蒲烧灰，炉装，如雪。

纸灰、石灰、木灰各等分，以米汤和同煅过，勿令偏头。

青朱红黑煤、土黄各等分，杂于纸中装炉，名锦灰。

纸灰炒通红，罗过，或稻穰烧灰，皆可用。

干松花烧灰装香炉最洁。

茄灰亦可藏火，火久不熄。

蜀葵枯时烧灰装炉，大能养火。

【注释】

①槌（chuí）：捶打，敲击。

【译文】

细叶杉木枝烧灰，用炭火一、二块养此灰一夜，罗筛过后装入香炉。

秋天采松木，晒干，烧成灰，用养香饼。

将石灰粉碎成末，罗筛过后，放入锅内炒，冷却后再研磨并罗筛，以此作香炉灰，洁白可爱，日夜常以炭火一块养灰，仍须用盖，若灰中落入尘埃则变黑。

矿灰六分、炉灰四钱，搅拌均匀，用大火养灰，熏烧灰性。

香蒲烧成灰，装入香炉，色白如雪。

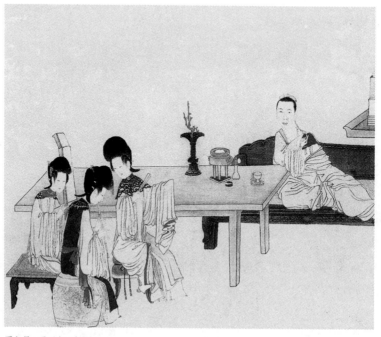

禹之鼎《乔元之三好图》

纸灰、石灰、木灰各等分，用米汤搅和，一起煅烧，不要煅烧过头。

青朱红黑煤、土黄各等分，杂于纸中装入香炉，名锦灰。

纸灰炒通红，用罗筛，或稻穗烧灰，都可用。

干松花烧成灰，装入香炉，最洁白。

茄灰也可以藏住火，火久而不熄。

蜀葵枯时烧成灰，装入香炉，非常养火。

【点评】

与炭墼一样，香灰也是焚香所必需用的辅助材料。它的主要功能是填埋炭墼，不让燃烧的炭墼与置放香料的"隔火板"直接接触，使香烟不烈不淡。宋时陈敬发明有数种制香灰的方法，其选材有杉木灰、松灰、熟石灰、纸灰、稻糠灰、干松花灰、茄灰、蜀葵灰等，使用效果各有千秋。明人周嘉胄提到在选材方面除了可用石灰、橡树炭灰外，切不可用灶灰或灶底陈灰，因为猫鼠的污秽之物能通过地气蒸发到上面的灰中，薰香时有损香气。

香品器

香　炉

香炉不拘银、铜、铁、锡、石，各取其便，用其形，或作狻猊、獬豸、凫鸭之类①，随其人之意作。顶贵穹窿②，可泄火气，置窍不用太多③，使香气回薄则能耐久。

【注释】

①狻（suān）猊（ní）：狮子。獬（xiè）豸（zhì）：古代传说中的一种异兽，能辨曲直，见人争斗就用角去顶坏人。凫鸭：野鸭。

②窿（lóng）：高起，突出。

③窍：孔，洞。

【译文】

制作香炉，材质不限于银、铜、铁、锡、石，各取其便，其形可作狻猊、獬豸、凫鸭之类，随人的喜好去做。香炉顶以穹窿形为好，可泄火气，置孔不用太多，香气盘旋回绕，就可以使之持久。

【点评】

炉之制始于战国时期的铜炉，而炉之名始见于《周礼》："宫人寝中共炉炭。"专为薰香而设计的炉具在汉代才出现。以后历代出现各种式样的香炉，有博山香炉、绿玉香炉、九层博山炉、被中香炉、鹊尾香炉、麒麟炉、金银铜香炉、凿镂香炉、凫藻炉、瓦香炉、百宝香炉等，后来还出现了皇家铸造的宣德炉。

但是香炉的使用与制作颇有讲究，有的适于欣赏、有的适于祭祀。《长物志》中有："三代、秦汉鼎彝，及官、哥、定窑、龙泉宣窑皆以备赏鉴，非日用所宜。惟宣铜彝炉稍大者最为适用，宋姜铸亦可。惟不可用神炉，太乙及鎏金白铜、双鱼、象鬲之类尤忌者，云间潘铜、胡铜所铸，八吉祥倭景百钉，诸俗式及新制建窑、五色花窑等炉。又古青绿博山亦可间用，木鼎可置山中，石鼎惟以供佛，余俱不入品。古人鼎彝俱有底，盖今人以木为之，乌木者最上，紫檀花梨俱可，忌菱花、葵花。诸俗式炉顶以宋玉帽顶，及角端海兽诸样，随炉大小配之玛瑙、水晶之属，旧者亦可用。"

这些香炉的质料包括铜器、陶器、瓷器、鎏金银器、掐丝珐琅、内填珐琅、画珐琅、竹木器以及玉石等器；其外形有博山形、火舍形、金山寺形、蛸足形、鼎形、兽形、三足形等；从功能来说，有随身携带的手炉，有置于香几的博山香炉、禽兽香炉、香筒、卧炉，有薰衣被的香球、香囊。

西汉初期，薰香就已在贵族阶层广泛流行，而且有了专门用于薰香的薰炉。

汉代最有名的薰香炉是博山炉，博山相传是东方海上的仙山，此炉盛行于神仙之说流行的两汉及魏晋时期。博山炉大都是铜炉，也有以鎏金或错金（错金是金银镶嵌的一种工艺）制作，设有炉盖，造型奇特。炉盖上雕镂高耸起伏的峻峭山峦之形，山间雕有青龙、白虎、玄武、朱雀等灵禽瑞兽，还有各种神仙人物。下设承盘，贮有热水，润气蒸香，象征东海。当炉腹内焚香时，袅袅香烟从层层镂空的山形中缕缕散出，缭绕于炉体四周，弥漫于居室庭轩。加之水气的蒸腾，宛如云雾盘绕海上仙山，呈现极为生动的山海之象。

南齐刘绘《咏博山香炉》诗云："参差郁佳丽，合沓纷可怜。蔽野千重树，出没万重山。上镂周王子，驾鹤乘紫烟。下刻蟠龙势，矫首半衔莲。傍为伊水丽，芝盖出岩间。"梁代昭明太子有《铜博山香炉赋》："禀至精之纯

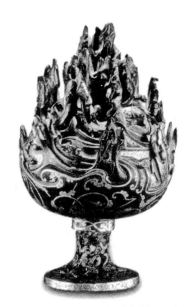

西汉镶嵌神兽博山炉

质，产灵岳之幽深。"南陈右卫将军兼中书通事舍人傅宰有《博山香炉赋》："器象南山，香传西国，丁缓巧铸，兼资匠刻，麝火埋朱，兰烟毁黑，结构危峰，横罗杂树，寒夜含暖，清霄吐雾，制作巧妙，独称珍淑，气氲氲长，似春随风。本胜千酿酒，散馥还如一硕人。"可见在汉晋时代，博山炉一直是薰香最常见的器具。吕大临《考古图》载："诸王出阁则赐博山香炉。""博山炉"出现之后，香炉的使用与薰香的风习普遍开来。在出土及传世文物中，保留了不少博山炉实物，而且薰炉是汉墓中最多见的随葬物品。

　　生活奢侈的古代王族阶层都习惯于为衣物薰香。在使用被褥前，都要"浓薰绣被"。汉代出现了能直接放在衣物中薰香的"薰笼"。因此，富贵人家都必备"薰笼"，专门用来为衣服、被褥薰香。这是为薰衣物而设计的框架形笼罩，材质有竹笼（或铜、银、石、玉等）。香炉就置放在笼下，衣物搭挂在笼上，可以使衣物均匀有效地染上香味。形制有大有小，可薰手巾、衣服、被褥等，既能为衣物添香，又能除菌、辟虫，暖衣被，在床榻间营造舒适的氛围。薰笼有很多种类，根据所薰物品的不同而具体制作。

　　西汉成帝时的巧匠丁缓曾制出一种三层转轴薰球，即盖在被子里的"被中香炉"。《西京杂记》记载："长安巧工丁缓者，……又作卧褥香炉，一名被中香炉。本出房风，其法后绝，至缓始更为之。为机环转运四周，而炉体常平，可置之被褥，故以为名。又作九层博山香炉，镂为奇禽怪兽，穷诸灵异，皆自然运动。"这种结构巧妙的"球形薰炉"，多以银、铜等金属制成，球壁镂空，球内依次套设三层小球，每层小球皆悬挂于一个转轴上，转轴则固定在外面的圆球上，最内层悬挂焚香的小钵盂。这样，薰球转动或滚动时按三维自由旋转，在钵盂的重力作用下，三层转轴相应旋转调整，而钵盂则始终保持水平，不会倾覆，即使在床上和被子里也能使用，故也称"被中香炉"。可以设底座，便于平放，也可带有提链，便于悬挂或提带。不过遗憾的是目前尚未发现这种汉代三维旋转的薰球，只能在历史文献中寻找到它的踪迹。现在面世的只有唐代制作比较简单的薰球，内套两层小球，仅能作二维旋转。

　　唐代出现的银薰球，与上文中描述的"被中香炉"制法一致。唐人制作的这种香球，近几十年来已经发现了不少。1963年西安沙坡村出土四只，1970年西安何家村窖藏出土一只，

1987年扶风法门寺地宫出土一只。这六只香囊，除法门寺出土的一只最大，直径为12.8厘米外，其余几只直径大多在5厘米左右。通体呈圆球状，上半球为盖，盖顶部铆接着环钮，上置有长链，可用于悬挂，下半球体为身，其内有平衡环及焚香盂。上下两半球以铰链相连，子母口扣合。球壳通体布满镂空花纹，以便香气散出。纹饰多为上下半球对称。其雕纹是离镂相连，蜂蝶团飞，彩鸳偕恋，奇葩蔽地，芝草出岩，涂金妍鲜，精巧非凡，不但是薰香器中的上品，更是唐代金银器中的瑰宝。其内部装置巧妙利用重力原理，在球体内装有两个可以转动的同心圆环，环内再安一个轴承与圆

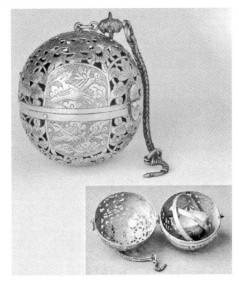

唐鎏金银熏球

环相连的小焚香盂。这两个同心圆环之间以及内圆环与焚香盂之间，均以对称的短轴铆接，并将外圆环与下半球铆接在一起。两圆环均可作任意的360度转动。在焚香盂中盛放上燃炭和香丸以后，无论香球怎样滚动，小圆钵在重力作用下，都会带动机环与它一起转动调整，始终保持水平方向的平衡，不致使火星或香灰外逸。香球可放置于被褥中或系于衣袖内的原因也在于此。

诗人元稹《香球》诗描写道："顺俗惟团转，居中莫动摇。爱君心不侧，犹讶火长烧"，意为薰球有多层结构，可以滚动但是核心部分却能始终平稳，不会翻转。这就是被中香炉的奇妙之处。现代研究表明，银香球内的持平环装置完全符合陀螺仪的原理，是现代轮船用以保证罗盘始终向上的常平架原型，同时，制作原理还与现代航空陀螺上的万向支架完全相同。这一原理在欧美是近代才发明并广泛应用于航空、航海领域的，中国最晚在1200年前的唐朝就已掌握了此原理并将之运用于日常生活中，足以证明中国古代科学技术的高度发展。

有《咏薰炉》诗曰："范金呈丽饰，长向兰闺爇。笼袖玉肌温，薰床珠被热。永夜焰常燃，残更芬不灭。佳人梦乍醒，枕畔添香屑"；还有诗称："香球不减橘团圆，橘气香球总可怜。蚍虱窠窠逃热瘴，烟云夜夜辊寒毡。兰消蕙歇东方白，灶插针牢北斗旋。一粒马牙联我辈，万金龙脑付婵娟"，赞美的就是这种小香球。这种香炉在后来的起居生活中一直占据重要地位。

当时这种薰球还可被称为"香囊"。唐代诗人王建的《秋夜曲》中有："香囊火死香气少，向帷合眼何时晓"；白居易的《青毡帐二十韵》："铁檠移灯背，银囊带火悬。深藏晓兰焰，暗贮宿香烟。兽炭休亲近，狐裘可弃捐。砚温融冻墨，瓶暖变春泉"，诗中的"香囊"和"银囊"即指银薰球。安史之乱中，杨贵妃被赐死并匆忙掩埋。平乱之后，唐玄宗顾念旧情，令人改葬，但墓葬开启后，看到杨贵妃香消玉殒，肌骨已坏，唯有"香囊仍在"。办事人把香囊带回宫中，唐明皇"视之凄惋"。很多学者对这段记载一直感到奇怪，如果香囊是织物，怎么会没有腐坏呢。在法门寺地宫出土的器物名册石碑上，将现在所称的"薰球"记为"香囊"，由此而知，杨玉环的"香囊"实为银、铜等金属所制的薰球，自然不易腐坏。

唐以后，汉晋时期的博山炉仍在使用，因此有时依然把薰香之炉冠以"博山"之号。出现了大量用金器、银器、玉器做成的薰香具，有的模仿前朝博山炉的制式，外观相当华丽。当时人们使用薰笼非常盛行，反映此时宫中生活的"宫词"中有很多都提到薰笼，如："薰笼玉枕无颜色，卧听南宫清漏长"；"红颜未老恩先断，斜倚薰笼坐到明"；"凤帐鸳被徒薰，寂寞花锁千门"。就考古而言，在西安法门寺出土了大量的金银制品的薰笼。雕金镂银，精雕细镂，非常精致，都是皇家用品。

此时香炉造型开始趋向多元化，样式通常是那些真实或想象的飞禽走兽的形象，如狮形、象形、鸭形、鸳鸯形、狻猊形、麒麟形等等，俗称香兽，袅袅的香烟就是从这些动物造型的口里飘出。有传说认为狻猊是龙王的九子之一，以好烟而著称，难怪将它雕塑在香炉上。如此造型丰富、生动活泼的香炉再配以薰笼薰衣，自有一番趣味，有诗赞美曰："一架红篝凉似水，相偎靠，玲珑莫比，斑竹无尘，疏篁偏瘦，小鸭中间睡"，诗中的"小鸭"就是鸭

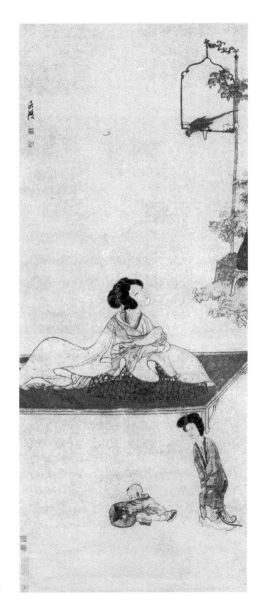

斜倚薰笼图

形香炉。南唐李煜："红日已高三丈透，金炉次第添香兽"；和凝《河满子》有："却爱薰香小鸭，羡他常在屏帏"；周邦彦《寄宠人》有："星斗横幽馆，夜无眠，灯花空老。雾浓香鸭，冰凝泪烛，霜天难晓"；贺方回《薄幸》词曰："向睡鸭炉边，翔鸳屏里，羞把香罗偷解"；"莺来踏碎乱红翻，尽日帘垂昼永间，午睡觉来香味远，金猊犹有鹧鸪斑"，此处的"香兽"、"小鸭"、"金猊"、"香鸭"、"睡鸭"都是用来薰香取暖的炉具。

宋代烧瓷技术高超，瓷窑遍及各地，瓷器香炉大量出现。瓷香炉造型上或是模仿前代的铜香炉，或是另有创新。由于瓷炉比铜炉造价低，适合民间平民阶层的使用。宋代最著名的官、哥、定、汝、柴五大官窑都制作过大量的香炉。瓷炉虽然不能像铜炉那样精雕细琢，但宋代瓷炉却有朴实简洁的风格，具有很高的美学价值。这种瓷香炉很快就登上了大雅之堂，有赋曰："堂启芸晖宴相君，鹧斑鹦绿斗清芬，一丝欲染花间露，五色微生日下云，袖惹氤氲思汉阁。"值得注意的是除了金属材质的香炉，一般需在炉底放置石英等隔热砂，以免炉壁过热而炸裂。

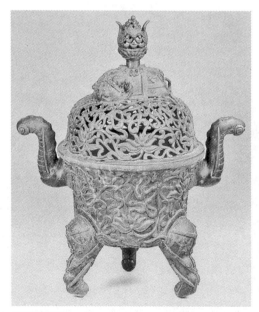

明宣德铜熏炉

尽管香炉、薰笼的使用在宋元时期已走向平民化，但从历史记载推测，到元末时，民间薰笼的制作还不是非常普遍，甚至有些特殊的款式只有少数几个地方才有。例如，《至正四明续志》载："明州薰篝焙笼，他郡鲜有。"

明宣德年间，真腊（今柬埔寨）向明朝廷进贡了几万斤黄铜（即"风磨铜"）。此前的几千年里，中国铸造鼎器所用多数是青铜，很少用黄铜，明宣宗如获至宝，决定用之制造宗庙祭祀的鼎彝和内府日常使用的炉具。宣德三年（1428），宣宗责令宫廷御匠吕震和工部侍郎吴邦佐等人督办，差遣技艺高超的工匠，在黄铜中加入国库大量金银珠宝一并精工冶炼，制作了一批精美绝伦的黄铜香炉——宣德炉，也常称宣炉，开创了中国大量使用黄铜炉的先河。"宣德炉"所具有的种种奇美特质，即使用今天高超的冶炼技术也难以复现。

宣德炉使用优质的黄铜，冶炼极为精纯。宣德炉所用的铜，最精者十二炼，最劣者也有六炼。此外，其中还熔铸了数百两赤金、数千两白银，以及不计其数的名贵宝石。除了用料精良，宣炉的铸造方法也有创新。不同于以往的翻砂法，宣炉采用的是更为细致的失蜡法。砂模颗粒粗糙，而蜡模平滑、细腻，使宣炉呈现出光滑柔顺的质感。

由于用料和制作工艺等多方面的因素，宣炉的颜色古朴典雅，这也是其能成为炉中极品的一个重要原因。如宣炉中有一种仿古青绿色，其选材要求严格，制作程序繁杂，《宣德鼎彝谱》载其制作工艺是："取内库损缺不完三代之古器，选其色之翠碧者，椎之成末，以水银法药等和倾入洋铜汁内，与铜俱镕，器成之后复以青绿、朱砂诸色，用安澜砂化水银为汁，调诸色涂抹炉身，令编，入猛火次第敷矣，至于五次则青绿之色沁入炉骨，复以白蜡镕化烘渍炉鼎，擦以棕帚，揩以布帛，则内外青绿。"

宣德炉在造型上十分考究，大多仿自夏商周的名器以及宋元名窑的经典之作，同时还参照《宣和博古图录》、《考古图》等文献中记载的款式。炉器的耳、边、口、足等细微之处都是精心制作。

自宣德炉铸造成功，一直有人仿制，"宣炉在明世已多伪制"，而且是"宣庙官铸鼎彝

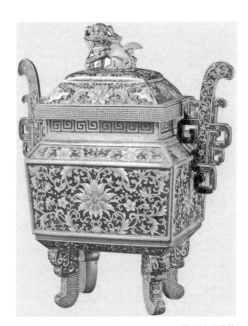

掐丝珐琅薰炉

及今所存真者十一，赝者十九，在当时原属珍贵，与南金和璧同价"。最早的仿制者是参与铸炉的官员吴邦佐。宣炉停铸之后，吴邦佐就依照宣炉的制法，召集铸造宣炉的工匠自行铸炉，故其所铸香炉的品质极高，几可与宣炉媲美。此外还有且闲主人、高氏等人所铸的炉也十分精良。其他仿制者很多，但质量都明显逊色。

撇开宣德炉不谈，明代以后制炉技艺精湛，选材广泛，造型各异："不拘金、银、铜、玉、锡、瓦、石，各取其便用。"其形状有狻猊、狮、象等。例如："黄金铸为鸭，焚兰夕殿中"，指鸭形香炉是用黄金铸造。同时随着铸造技术的成熟，开始意识到香炉穹窿顶的重要，不可置孔太多，否则有损香气，只以这些兽的口中出香气，周嘉胄说"作顶贵穹窿，可泄火气，置窍不用太多，使香气回薄则能耐久"。

清代以后还出现了不少以制炉而闻名的人物，例如，朱彝尊《鸳鸯湖棹歌》注里有："张鸣岐制铜为薰炉，闻于时。"

香　盛①

盛即盒也，其所用之物与炉等，以不生涩、枯燥者皆可，仍不用生铜，铜易腥渍。

【注释】

①盛（chéng）：器皿，如杯、碗、桶、瓶、罐、盘之类。

【译文】

盛即"盒"，其所制材料与香炉一样，使用看上去比较温润的材料，但不可用生铜，铜容易产生腥气污迹。

香　盘

用深中者，以沸汤泻中，令其气蓊郁①，然后置炉其上，使香易着物。

【注释】

①蓊（wěng）郁：浓密。

【译文】

　　用深底的盘子，将热水倒入盘中，令水气浓密，然后把香炉放在盘上，使香气容易附着在其他物体上。

香　匙①

　　平灰、置火则必用圆者，分香、抄末则必用锐者。

【注释】

　　①匙：通常为金属、塑料或木质椭圆形或圆形的带柄小浅勺，供舀液体或细碎物体用。

【译文】

　　平香灰、放炭火必须用圆形的，分香、抄末就必须用锐形的。

香　箸

　　和香、取香总宜用箸。

【译文】

　　调和香料、取香总宜用筷子。

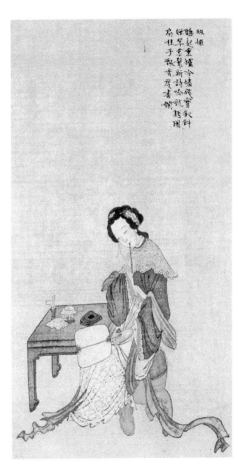

《千秋绝艳图》中的班姬

香 壶

或范金、或埏为之^①，用盛匕箸。

【注释】

①范金："范"俗称模子，范金即是用模子浇铸金属品。埏（shān）：用水和黏土制成陶器。

【译文】

或用模子浇铸成金属壶，或用黏土制成陶壶，用以盛放香匙和香箸。

香 罂^①

窨香用之，深中而掩上。

【注释】

①罂（yīng）：或作"甇"，大腹小口的瓦器。

【译文】

用以窨香，将调配好的香料放入罂肚中，把罂口封住。

【点评】

中国古人在使用香炉的同时，还逐渐发明了与香炉配套使用的辅助薰香用具，有：香几、香盛、香盘、香箸、香夹、香壶、香插等。

香几：用于置放香炉、香瓶、香盒等物。有高矮两种，款式多样，一般放于书房或卧室之中，用以陈放香炉、匙、瓶、香合，或放一二卷册，或置清雅玩具。有赞美香几的诗曰："雕檀斫梓样新奇，雾阁云窗任转移。金兽小身平立处，玉人双手并抬时。轻烟每向穿花见，细语多因拜月知。有约不来闲凭久，麝煤煨尽独敲棋"，诗中的檀、梓是香几的制作材料，金兽是香炉，麝煤是所薰的香料，诗人就在如此气味氤氲的环境中下棋，享受生活的乐趣。

香盛："盛"即"盒"，也可称为"香盒"、"香合"、"香筥"、"香函"、"香箱"，是放置香品的容器，也可以装饰香案、居室，形状多为扁平的圆形或方形。盒口需紧密，不泄香气。明时香盛使用已很讲究，不同的薰香品种用不同的香盒："用剔红蔗段锡胎者，以盛黄黑香饼。法制香瓷盒，用定窑或饶窑者，以盛芙蓉、万春、甜香。倭香合三子、五子者，用以盛沉速、兰香、棋楠等香。"

香盘：又称香台，是焚香用的扁平的承盘，多以木料或金属制成，有时盛放香橼、香柑等香果，即可以欣赏，又可以品味香果散发出的自然香气。有《咏佛手柑》诗曰："芳树来瓯（温州）越，名同吴下柑。风调轶橙橘，芳华擅闺襜。玉人夜凉酒醒，怪底薰透红衫。此际宝鸭休添，香气十分沾。月底偏濯濯，枕畔故掺掺，佳人笑说，雪山花瓣，曾拈自尘情未断，佛犹如此，合掌长思伴玉纤。"在这里，佛手柑的薰香作用似乎不逊于香炉薰香，甚至可与香炉相提并论。

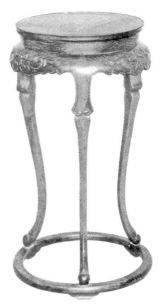

明黄花梨三足香几

香箸与香夹：香丸、香球、香饼需用香夹或香箸夹。香匙和香箸惟南都白铜制者适用，质地佳。明人文震亨称："紫铜者佳，云间胡文明及南都白铜者亦可用，忌用金银。"有诗曰："奇芬捣精微，纤茎挺修直。炧轻雪消眼，火细萤耀夕。素烟袅双缕，暗馥生半室。鼻观静里参，心原坐来息。有客臭味同，相看终永日"，诗中的"纤茎"就是香箸。

香瓶：也可称为"香壶"。其功能是置放香匙、香铲和香箸。明人高濂在《遵生八笺》中说："制佳瓶用吴中近制，短颈细孔者插箸，下重不仆，似得用耳。余斋中有古铜双耳小壶，用之为瓶，甚有受用，瓷者如官、哥、定窑，虽多而日用不宜。"

香插：用于插放线香带有插孔的基座。基座高度、插孔大小、插孔数量有各种款式，以适用于长短粗细不同规格的线香。

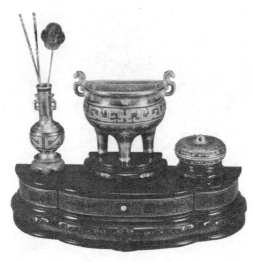

古铜釉瓷炉瓶三事

　　古人焚香，常同时使用这些薰香器具。从当时绘画作品中可以看到取香的动作，添香者从香盒中拈出香丸放入香炉内。元明时期非常讲究将香炉与辅助薰香用具配合使用，开始流行香炉、香盒、香瓶、烛台等搭配在一起的组合香具，寒天暑月所用的香炉质地也有区别。文震亨在《长物志》中说："于日坐几上，置倭台几，方大者一，上置炉一，香盒大者一，置生熟香，小者二，置沉香香饼之类，箸瓶一。斋中不可用二炉，不可置于挨画桌上，及瓶盒对列。夏月宜用瓷炉，冬月用铜炉。"明代佚名画家《千秋绝艳图》"莺莺烧夜香"的画面中，崔莺莺站在一座高香几前，香几上放着焚香必备的"炉瓶三事"中的两件——插有香匙与香箸的香瓶，以及一只小香炉。她右手捧着香盒，左手从香盒里拿出一颗香丸要放入香炉中。这幅画是典型的"炉、瓶、盒"式的组合。

卷四

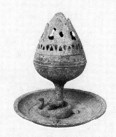

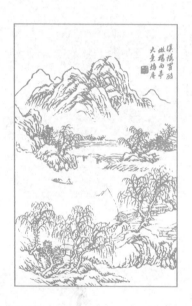

香 药

丁沉煎圆

丁香二两半，沉香四钱，木香一钱，白豆蔻二两，檀香二两，甘草四两，为细末，以甘草熬膏，和匀，为圆如鸡头大，每用一丸，嚼化，常服，调顺三焦^①，和养营卫^②，治心胸痞满^③。

【注释】

①三焦：是上焦、中焦和下焦的合称，即将躯干划分为三个部位，横膈以上为上焦，包括心、肺；横膈以下至脐为中焦，包括脾、胃、肝、胆等内脏；脐以下为下焦，包括肾、大肠、小肠、膀胱。其生理功能主要是通行元气，运行水液。

②营卫：中医学名词。营指由饮食中吸收的营养物质，有生化血液，营养周身的作用。卫指人体抗御病邪侵入的机能。

③痞（pǐ）满：郁结懑闷。

【译文】

丁香二两半，沉香四钱，木香一钱，白豆蔻、檀香二两，甘草四两，研磨成细末，以甘草熬膏，搅和均匀，做成鸡头大的圆子，每用一丸，口中含化，常服用能调顺三焦、和养营卫之气，治心胸郁结懑闷。

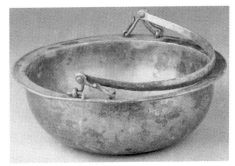

提梁银药锅

木香饼子

木香、檀香、丁香、甘草、肉桂、甘松、缩砂、丁皮、莪术各等分^①，莪术醋煮过，用盐水浸出醋，浆米浸三日，为末，蜜和，同甘草膏为饼，每服三五枚。

【注释】

①缩砂：别名砂仁、绿壳砂仁、小豆蔻，姜科植物的果实或种子，多年生草本，气芳香，味辛。砂仁主要有三种：一种是产于中国广东的春砂，一种是产于中国海南的壳砂，一种是产于中国云南以及越南、泰国、缅甸等东南亚地区的缩砂密，此处缩砂可能指的就是这种。莪术（é zhú）：别名蓬莪、黑心姜、广术、山姜黄、绿姜，多年生宿根草本，姜科植物蓬莪术、广西莪术或温郁金的干燥根茎，气微香，味苦辣，产于浙江、福建、广东、广西、四川、云南等地。

【译文】

木香、檀香、丁香、甘草、肉桂、甘松、缩砂、丁皮、莪术各等分，用醋煮莪术，再用盐水浸出醋，浆米浸三日，磨为细末，用蜜调和，同甘草膏做成香饼，每次可服三、五枚。

【点评】

香料大多具有医药保健的功能，在医药史上被称为香药。香药是中药里具有芳香走窜气味的一类药物。临床常用的主要有乳香、沉香、苏合香、檀香、白芷、陈皮、丁香、木香、当归等。多数本草类书籍根据功能常将其分归于芳香化湿、活血行气、醒神开窍等类药物中。

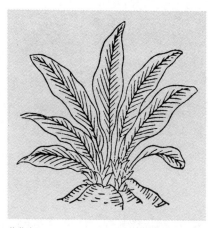

蓬莪术

先民们利用香料预防瘟疫、消除瘴气、去毒杀虫，积累了大量相关的保健养生知识，意识到初生儿用檀香洗口，可除胎浊；紫苏叶可消除鱼类之腥浊；沉香、檀香等可用于预防瘟疫；青蒿等可治疗瘴气；艾叶、菖蒲、樟脑等可消毒、杀虫，特别是樟脑、龙脑香等对服饰的防虫防蛀效果独特，平时服食、佩带、薰蒸、悬挂、涂抹香药亦能达到良好的预防保健作用。

屈原最早提出用芳香药物作为沐浴剂，《九歌·云中君》载："浴兰汤兮沐芳，华采衣兮若英"，从这里看，屈原只是利用了兰汤的芳香。同时，屈原还将香料植物的利用上升到药用的高度，《九歌·湘夫人》云："荪壁兮紫坛，菊芳椒兮成堂，桂栋兮兰橑，辛夷楣兮药房"，其意为"荪草墙壁、紫贝砌成的庭院，可以避风除湿；用椒泥涂饰墙壁，可以取暖；桂木做屋梁，可以避秽；辛夷做成的屋橼和门梁，可以疏风散寒"，文笔看似夸张，但细究起来还是有一定的医学道理的。

宋元时期，由于海上香路的发展，大量香药从域外传入中国，当时泉州港每年香药的进口量在10万公斤以上。20世纪70年代，从泉州古港打捞上来的一艘宋代沉船中所载香药近2000公斤。《宋史》记载各州府盛产与进贡香药200多次，约30余种。而元代，由于版图扩

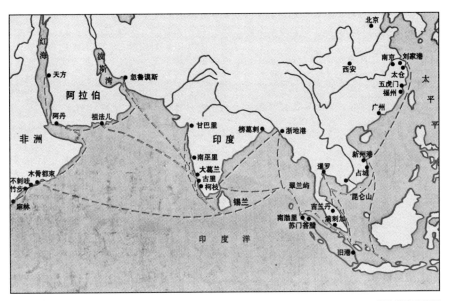

郑和航海线路图

大到与波斯接壤的地区，香药从西北陆路进口的数量成倍增长。同时，因印刷术的进步，两宋以来许多医药著作不断面世，其中《政和本草》、《证类本草》、《太平圣惠方》、《圣济总录》等载录了大量香药与香类医方。当时的常用香药，在这些著作中均有收录。

明清时期，中外科技文化交流扩大，西方的医学、天文学、数学相继传入中国。尤其是郑和七下西洋，将中国丝绸、茶叶、陶瓷带到盛产香料（药）的南亚、西亚，甚至是前人少有涉足的非洲，又将当地的香药带回国内，促进了香药的广泛运用，香药利用技术日渐成熟。在此期间，温病学迅速发展，砂仁、白豆蔻等芳香化湿药大量用于临床，这与香药的推广关系密切。纵观我国医药学史，唐代以前，香药稀少而珍贵，从汉至唐主要局限在宫廷和士大夫阶层使用，甚至还会出现有价无市的现象。宋代以后，香药大量传入，特别是明清时期香药才在民间得到广泛利用。当然，海内外的香药客商、西方传教士在香药民间推广应用中也起到积极的作用。在明清的本草与医方文献中，记载香药本草最全面的著作应当首推《本草纲目》和《植物名实图考》。《本草纲目》载药1892种，其中芳香类药物100多种，基本上囊括了所有现代常用香药。《植物名实图考》共分12类，其中第八类为"芳草"类，载录了几十种芳香类本草植物。明清两代本草著作100多部，或多或少都有香药收录，在此不再赘述。

在历代医书中，食黄精、饵白术被认为是隐士高人之养生要诀。《北史·由吾道荣》载："辟谷饵松术，求生长之秘。"从医学角度来说，香药中的滋阴、补气、健脾、补血之品，的确有相当可靠的养生效果。道家讲究修身养性，《云笈七签》列出"生干地黄、石菖蒲、松脂、干姜、桂心、甘草、菖蒲、栀子仁、菊花、茯苓、黄精、木香、肉豆蔻"等十余种养生香药，将中国古代道家养生的主要香药基本归于其中。该文献收载了几种养生香方，"镇魂固魄飞腾七十四方灵丸"的配方中用到了鸡舌香、沉香、安息香与熏陆香，说明当时道家受到外来香药的影响，吸收了外来香药养生精华。《寿亲养老新书》是一部记载养生方法的文献，提到用木香、荼蘼花酿成的酒色香味三绝的"荼蘼酒"宜奉老人。为了方便养生，古代很多有权势的富贵人家，早早将这些养生香丸制备好以便及时服用，史称当时从奸臣童贯家抄出已经用香药制成的"理中丸"就有八百斤。

香　茶

经进龙麝香茶^①

　　白豆蔻一两_{去皮}，白檀末七钱，百药煎五钱^②，寒水石五分_{薄荷汁制}^③，麝香四钱，沉香三钱_{梨汁制}，片脑二钱半，甘草末三钱，上等高茶一斤，右为极细末，用净糯米半升煮粥，以密布绞取汁，置净碗内放冷，和剂不可稀软，以鞕为度^④，于石版上杵一、二时辰^⑤，小油二两，煎沸，入白檀香三五片，脱印时以小竹刀刮背上令平。

【注释】

　　①经进龙麝香茶：叶庭珪创制的用香料调配的茶。

　　②百药煎：中药的一种，由五倍子同茶叶等经发酵制成的块状物，主要用于呼吸系统以及消化系统的治疗与调理。

　　③寒水石：一种矿石中药材，清热泻火药。又称凝水石、水石、鹊石，产于山西、河北等地。

　　④鞕（yìng）：古同"硬"，坚。

　　⑤版：供建筑或其他使用的木板。后作"板"。

【译文】

　　白豆蔻一两_{去皮}，白檀末七钱，百药煎五钱，寒水石五分_{薄荷汁制}，麝香四钱，沉香三钱_{梨汁制}，片脑二钱半，甘草末三钱，上等高茶一斤，以上研磨成极细末，用半升干净糯米煮粥，以密布绞取汁，置干净碗中冷却，和剂不可稀软，以坚硬为度，在石板上杵一、二时辰，煎沸二两小油，添入三、五片白檀香，脱印时用小竹刀刮茶背，令平滑。

【点评】

　　先民们认为香料不仅气味芳香，而且具有养生健体的功效。人们对香料的利用方式包括制作香茶。茶叶与桂花、兰花、玫瑰、茉莉、沉香、梅花、菊花、龙脑、麝香等香料一起薰制后冲泡，既可制成芳香可口的香茶，或香花茶。桂花与菊花最为常用。用桂花冲泡为香茶，可使满屋馨香，菊花次之，"二花相为先后，可备四时之用"。

香茶的兴盛始于宋代。人们开始在茶饼（由茶和米压制而成）中掺和香料做成"香茶"，所用的香料大多都是龙脑，或在压制茶饼之前以龙脑窨茶，或以龙脑浸水直接洒在茶上，也称为"龙脑茶"。

宋代以后，随着檀香、缩砂、龙脑香等异域香料的大量传入，可制为香茶的芳香原料丰富起来。《便民图纂》、《遵生八笺》、《竹屿山房杂部》等明代饮食起居类文献中关于香茶的记载比较丰富。《便民图纂》记载了"法煎香茶"、"脑麝香茶"、"百花香茶"、"天香汤（茶）"、"缩砂汤（茶）"、"熟梅汤（茶）"、"香橙汤（茶）"的制作方法。

薰制香茶的方式主要是用适量的香料与茶叶放在密封的容器中，一般窨三天以上，窨的时间越长，香味越浓。《竹屿山房杂部》载有一则薰香花茶的方法："用好净锡打连盖四层盒子一个，下一层装上号高茶末一半，中一层底透，作数十个箸头大窍，薄纸衬松，装花至一半，盒盖定，纸封缝密，经宿开盒，去旧花，换新花，如此一、二次，汤点其香拂鼻，可爱四时中，但有香头皆可为之，只要晾干，不可带润，若纸微润，非徒无益而又害之也"，还有一法是"用净磁器将茶末捺实，用箸头签十数窍，每窍安花头一个，如此安满，却以茶末盖之，纸糊封口，待经宿，用此法惟造些少，暂时则可，若多造，被湿气，反害茶香味也。"

适合窨制茶叶的香料主要有具备浓厚香味的龙脑、麝香、茉莉、桂花、素馨、橘花、玫瑰、辛夷、薄荷等。现代研究表明，茉莉、玫瑰、桂花、熏衣草、锦葵、柠檬、马鞭草、迷迭香等可制为香茶的芳香花草含有芳香油、单宁、维生素、矿物质、类黄酮、苦味素、配糖体、生物硅等对人体有益的成份。饮用香茶能缓解压力、帮助睡眠、提升精神、帮助消化、美容养颜、增强免疫力。长期服用能调节生理机能，对于易患感冒以及患慢性病的人，能从根本上改善体质，而且绝大多数不具副作用。香茶诱人的香味与养生的功能，是其从宋明盛行至今的魅力所在，是中国茶文化的重要组成部分。

事　类

香　尉

汉仲雍子进南海香，拜洛阳尉①，人谓之香尉。

【注释】

①洛阳尉：等级并不高，相当于八品官，职责是负责当地的治安。

【译文】

汉仲雍子进献南海香，被任命为洛阳尉，人称之香尉。

香　户

南海郡有采香户①。海南俗以贸香为业。

【注释】

①南海郡：从秦朝至唐朝的行政区划名，治所在今广州市区。

【译文】

南海郡有采香户。海南俗以交易沉香为业。

香　市

南方有香市，乃商人交

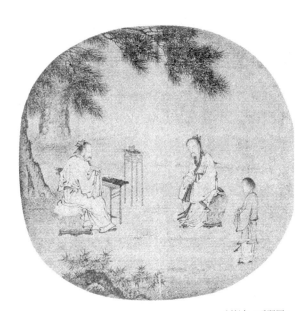

刘松年《听琴图》

易香处。

【译文】

南方有香市，是商人交易香的地方。

香　洲

朱崖郡洲中出诸异香①，往往有不知名者。

【注释】

①朱崖郡：孙吴时设置，治徐闻，在今雷州半岛的徐闻县西，称海南岛为朱崖洲。

【译文】

朱崖郡洲中出诸异香，往往有不知名的香。

香　童

唐元宝好宾客①，务于华侈，器玩服用，僭于王公②，而四方之士尽仰归焉。常于寝帐床前，刻镂童子人，捧七宝博山香炉，日暝焚香彻曙③，其骄贵如此。

【注释】

①元宝：唐代富人，姓王。玄宗问元宝家财多少，他说："臣请以一缣系陛下南山一树。南山树尽，臣缣未穷。"大意是：臣请用一匹绢捆陛下南山一棵树。南山上的树捆光了，我的绢还没用完。

②僭（jiàn）：超过。

③暝（míng）：日落，天黑。曙：天亮，破晓。

【译文】

唐人元宝好宾客,追求华丽奢侈,器玩服用,超过王公,四方之士都仰慕归顺于他。元宝常在寝帐床前,用刻镂的童子小人捧七宝博山香炉,从天黑焚香到天亮,非常骄贵。

栈 槎

番禺民^①,忽于海旁得古槎^②,长丈余,阔六七尺,木理甚坚,取为溪桥。数年后,有僧过而识之,谓众曰:"此非久计,愿舍衣钵资易为石桥,即求此槎为薪。"众许之,得栈香数千两。

【注释】

①番禺:始建于秦始皇三十三年(前214),至今已有2200多年的历史,为南海郡治。因处番山和禺山故名。

②古槎(chá):古老的木筏。

【译文】

番禺民,在海旁拾得一只古老的木筏,长一丈多,宽六、七尺,木理很坚实,取来做成溪上的小桥。数年后,有僧人路过认出了木材,告诉众人说:"这不是长久之计,愿舍衣钵资助,将此桥换成石桥,只要此小桥作为薪柴。"众人同意了,僧人从此中得栈香数千两。

【点评】

南海香多指海南沉香,因此海南又被称为"香洲"。海南沉香树"诸郡悉有,傍海处尤多,交干连枝,冈岭相接,千里不绝。叶如冬青,大者数抱,颇为壮观"。从五行风水角度说,南方火行,其气炎上。海南地处中国南方,"南"处离位,离主火,火为土母,火盛则土得养,所以沉香、旃檀、熏陆之类香料多产岭南海表,而且上品沉香就出自万安黎母山等黎峒地区。万安在海南岛正东,黎母山为西南—东北走向,集聚了朝阳之气,这种得天独厚的自然条件,使所产沉香味道尤其清淑。难怪才子方以智也说:"沉香,万安黎母山东峒冠绝。"这

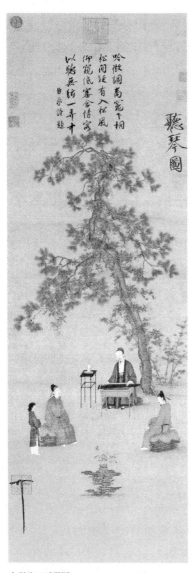

宋徽宗《听琴图》

种沉香只要焚烧一"铢"（古代重量单位，二十四铢等于旧制一两），就会满室芬芳，其味如同莲花、梅英、鹅梨之类，至香烧尽，气味不焦。这是海南沉香区别于其他地方所产沉香的主要特征，非常难得。

海南俗以贸香为业。苏东坡谪居海南时曾写道："海南多荒田，俗以贸香为业……民无用物，珍怪是殖。播厥熏木，腐余是穑。"说的是当时海南居民伐木采香，以沉香换取粮食等生活所需。屈大均在《广东新语》中说"黎人生长香中，饮食是资"。牛是黎人社会生活中的畜力工具和祭天之物，米是黎人的果腹之粮，香商往往用牛或米换取黎人的沉香。

自唐代以来，沉香一直是海南向朝廷进贡的特产。这样的朝贡，像其他苛捐杂税一样，给海南黎人带来了灾难。自然资源终究有限，人为的过度采伐，使野生沉香资源逐渐枯竭。苏东坡谪居岭南期间，曾目睹购香者贪婪无度、竭泽而渔，写下了："沉香作庭燎，甲煎纷相如。岂若注微火，萦烟袅清歌。……本欲竭泽渔，奈此明年何？"当时有官员曾向皇帝谏言说四州军在海外，官吏不估实值，欺压百姓，每两沉香的收购价只给一百三十文，当地居民难堪重负，多因此破产而流离失所。到康熙元年（1662），两广总督石廷柱上书给皇帝，请求不要遣人进入黎峒采取花梨、沉香，以免滋扰百姓。

康熙七年（1668），时任崖州知州的张擢士觉察到采办沉香之艰难，并针对赋贡征收起解的流弊，上书朝廷，请求免除沉香进贡。谏言中提到：崖州等黎峒地区荒凉瘠苦，沉香是千百年而一结的珍物，被"竭泽而渔"般采伐后，已很稀少，若要再有沉香采伐，需要等待千百年之后。张氏谏言文辞恳切，又不乏真知灼见。皇帝最终采纳了张知州的建议，准许海南从此不用进贡沉香。尽管此时沉香不再是朝贡之物，但那些唯利是图的香商并没有停止采香、贩香的活动。掠夺式的采伐使黎峒沉香遭受灭顶之灾，加之白木香树种子极易丧失萌发力，天然更新能力弱，野生香树濒于绝迹。清中期以后黎峒"香山皆废"，一些"香林"、"香山"只是徒有虚名，只能"人力补之"。

如今人们对黎峒沉香已陌生，惟有900年前谪居黎峒的丁谓写下的《天香传》还留有历史烙印，能够唤起人们对黎峒沉香的记忆。面对野外生存状态不容乐观的沉香树，人们开始着手保护。目前所有沉香树种均受到《濒危野生动植物种国际贸易公约》的保护，我国已将白木香树列为国家二级保护珍稀濒危树种，沉香树也进入了《2000年世界自然保护联盟受威胁植物红色名录》。

沉香亭

开元中，禁中初重木芍药①，即今牡丹也，得四本，红、紫、浅红、通白者，上因移植于兴庆池东②，沉香亭前。敬宗时③，波斯国进沉香亭子，拾遗李汉谏曰："沉香为亭，何异琼台瑶室。"

【注释】

①重：崇尚，推崇。

②兴庆：兴庆宫，唐代长安著名皇家宫殿，原是唐玄宗和杨贵妃的住所，号称"南内"，为唐代长安"三内"之一。兴庆宫现址位于西安市碑林区和平门外咸宁西路北。

③敬宗：李湛（809—826），唐穆宗的长子，初封为鄂王，后封为景王。穆宗健康恶化时，他以太子身份监国。824年正月穆宗病死后，他于同月继位，825年改年号为"宝

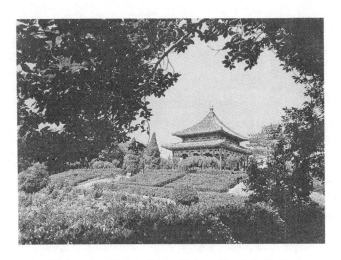

沉香亭

历"，在位二年，被宦官谋杀，终年18岁。庙号敬宗。

【译文】

开元中，皇宫崇尚木芍药（即今牡丹），得红、紫、浅红、通白四本，皇上移植于兴庆池东，沉香亭前。敬宗时，波斯国进沉香亭子，拾遗李汉进谏称："以沉香为亭，与琼台瑶室有什么不同。"

【点评】

南朝陈后主用香材为他后妃造的阁楼可谓穷奢极欲。至德二年（584），陈后主在光昭殿前起临春、结绮、望仙三座高数十丈的阁楼，大小几十个房间。其窗牖、壁带、悬楣、栏槛之类都以沉檀香建造。阁内有宝床宝帐，服玩之属，瑰丽皆近古未有。每微风暂至，香闻数里，朝日初照，光映后庭。其下积石为山，引水为池，植以奇树，杂以花药。后主居临春阁，张贵妃（张丽华）居结绮阁，龚、孔二贵嫔居望仙阁。三阁之间构筑了长长的二层楼廊以便相互往来。靡靡之音《玉树后庭花》、《临春乐》正是在这芳香四溢的华丽高阁中写成，内容都是赞扬这些美人的妖娆和风情。例如《玉树后庭花》："丽宇芳林对高阁，新妆艳质本倾城。映户凝娇乍不进，出帷含态笑相迎。妖姬脸似花含露，玉树流光照后庭。花开花落不长久，落红满地归寂中。"奇怪的是，此诗后两句似乎很有预见性地说明了南陈即将被灭亡。陈后主在这华丽香阁中与他的妃子美人们只度过两年的美好时光，南陈政权就被颠覆，空留一口"胭脂井"成为世人的谈资。《玉树后庭花》遂成了亡国之音的代名词。如：刘禹锡《台城》："台城六代竞豪华，结绮临春事最奢。万户千门成野草，只缘一曲后庭花"；杜牧《泊秦淮》："烟笼寒水月笼沙，夜泊秦淮近酒家。商女不知亡国恨，隔江犹唱后庭花"；王安石《桂枝香·金陵怀古》："六朝旧事随流水，但寒烟衰草凝绿。至今商女，时时犹唱，后庭遗曲。"

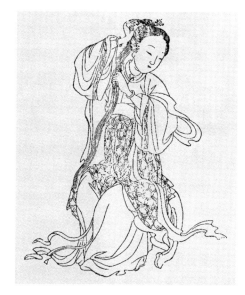

张丽华

香　阁

后主起临春、结绮、望春三阁①，以沉檀香木为之《陈书》。杨国忠尝用沉香为阁②，檀香为栏槛，以麝香、乳香筛土和为泥饰阁壁③，每于春时，木芍药盛开之际，聚宾于此阁上赏花焉，禁中沉香亭远不侔此壮丽也④《天宝遗事》。

【注释】

　①后主：即陈后主陈叔宝。

　②杨国忠，本名杨钊，唐朝蒲州永乐（今山西芮城）人。杨贵妃同曾祖兄（另一说同祖兄）。

　③饰：同"饰"。

④侔（móu）：等同，相等。

【译文】

　　《陈书》载："（陈）后主用沉檀香木造临春、结绮、望春三阁。"《天宝遗事》载："杨国忠曾用沉香造阁，檀香为栏槛，以麝香、乳香筛土和为泥饰阁壁，每到春天，木芍药盛开之际，聚宾客在此阁上赏花，宫中沉香亭远远比不上此阁的壮丽。"

兰　亭①

暮春之初会于会稽山阴之兰亭②。

【注释】

　　①兰亭：位于浙江绍兴兰渚山下。《嘉泰会稽志》载："兰亭在县西南二十七里。"《越绝书》载："勾践种兰渚田。"关于兰亭的称谓，清代于敏《浙程备览》认为："或云兰亭，非右军始，旧亭埭之亭，如邮铺相似，因右军禊会，名遂著于天下。"

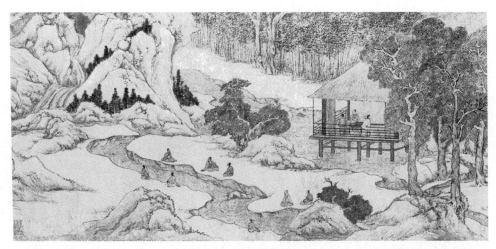

文徵明《兰亭修禊图》

②会稽山：原名茅山，也称亩山，是中国历代帝王加封祭祀的著名镇山之一，是我国五镇名山中的南镇，地处浙江中东部。

【译文】

暮春之初在会稽山阴兰亭相会。

兰　室

《黄帝传》："岐伯之术书于玉版①，藏诸灵兰之室。"

【注释】

①岐伯之术：即医术。岐伯，传说中最富有声望的医学家。《帝王世纪》载："（黄帝）又使岐伯尝味百草，典医疗疾，今经方、本草之书咸出焉。"

【译文】

《黄帝传》："岐伯之术书写在玉版上，藏于诸灵兰之室。"

兰　台①

楚襄王游于兰台之宫。龙朔中②，改秘书省曰兰台。

【注释】

①兰台：汉代宫内藏书之处，以御史中丞掌之，因此后世称御史台为"兰台"。东汉时班固曾为"兰台令史"，受诏撰史，故后世也称史官为"兰台"。龙朔二年（662），改秘书省称兰台，秘书郎称"兰台郎"。

②龙朔：唐高宗李治的年号，661—663年。

【译文】

楚襄王游于兰台之宫。龙朔中，改秘书省为兰台。

啖　香

唐元载宠姬薛瑶英母赵娟①，幼以香啖英②，故肌肉悉香。

【注释】

①元载：字公辅，凤翔岐山（今陕西凤翔）人，唐朝中期政治人物，因先后助代宗杀了李辅国以及后来的鱼朝恩两个掌权宦官而更受皇帝信任，此后专营其私产，大兴土木，排除异己，最后因为贪贿被杀抄家。

②啖（dàn）：喂食，给吃。

【译文】

唐元载宠姬薛瑶英的母亲赵娟，幼年给瑶英吃香，所以瑶英肌肉都香。

分　香

魏王操临终《遗令》曰①：“余香可分与诸夫人，诸舍中无所为，学作履组卖也②”。

【注释】

①魏王：即曹操（154—220），字孟德，军事家、政治家、诗人，三国时期魏国的主要缔造者，后为魏王。其子曹丕称帝后，追尊他为魏武帝。

②履组：鞋带。

【译文】

魏王曹操临终《遗令》称：“余下的香料可分给诸位夫人，各房的人无事可做，可学着做鞋带卖。”

【点评】

曹操《遗令》中说：“我的婢妾和歌舞艺人都很辛苦，让他们住在铜雀台（遗址在今河北临漳西南二十公里邺城遗址内），好好安置他们，在台正堂上放六尺床，挂上灵帐，早晚上食物供祭，每月初一、十五两天，从早至午，要向帐中歌舞奏乐。你们要时时登上铜雀台，看望我西陵的墓地。余下的香可分给诸夫人，不用它祭祀。各房的人无事做，可以学着做鞋带、鞋子卖。"

熏 香

庄公束缚管仲^①，以予齐使，而以退，比至三衅三浴之^②。

【注释】

①庄公：即鲁庄公姬同，鲁桓公之子，鲁国第十六任君主，在位三十二年（前693—前662）。鲁庄公八年，齐公子纠与管仲逃到鲁国，次年齐桓公发兵击败鲁国，鲁国杀子纠，齐向鲁索回管仲，鲁人施伯认为齐欲重用管仲，将会对鲁不利，劝庄公杀管仲，庄公不听，把管仲归还齐。管仲（？—前645）：名夷吾，谥曰"敬仲"，春秋时期齐国颍上（今安徽颍上）人，著名的政治家、军事家，周穆王的后代，经鲍叔牙力荐，为齐国上卿（即丞相），被称为"春秋第一相"，辅佐齐桓公成为春秋时期的第一霸主，史称管子。

②衅（xìn）：以香涂身。

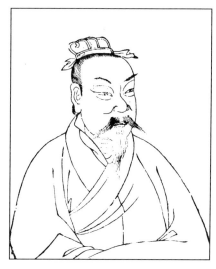

管仲像

【译文】

管仲到了齐国，齐君为了迎接这位圣贤，多次用香涂身，又多次用香熏蒸，以表达对管仲求贤若渴的诚意和尊重。

三班吃香

三班院所领使臣八千余人①，莅事于外②，其罢而在院者，常数百人，每岁乾元节③，醵钱饭僧进香④，合以祝圣寿，谓之香钱，京师语曰：三班吃香。

【注释】

①三班院：宋官署名。北宋前期特有的人事管理机构，其职事继承于宣徽院。三班院负责铨选三班使臣，主要表现在三个方面：第一，负责统计使臣的名籍；第二，考校、磨勘使臣；第三，均使臣任使。三班使臣的名籍除三班院留一本外，还要向皇帝、枢密院各进呈一册。

②莅事：管理政事。

③乾元节：皇帝诞辰日，需要举国同庆。

④醵(jù)钱：凑钱。饭僧：施舍饭食给僧人。

【译文】

三班院所领使臣八千多人，在外管理政事，其在外管事完毕而在院中的常有数百人，每年乾元节，凑钱施舍饭食给僧人并且进贡香料，一起祝福圣上生日，称为香钱，京师语称：三班吃香。

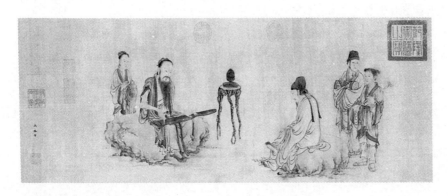

伯牙鼓琴图

天香传

香之为用从上古矣，所以奉神明①，所以达蠲洁②。三代禋享③，首惟馨之荐④，而沉水、熏陆无闻焉。百家传记萃众芳之美⑤，而萧苃郁鬯不尊焉⑥。《礼》云："至敬不享味贵气臭也⑦。"是知其用至重，采制粗略，其名实繁而品类丛脞矣⑧。观乎上古帝皇之书，释道经典之说，则记录绵远，赞颂严重，色目至众，法度殊绝。

【注释】

①神明：神灵。

②蠲（juān）洁：清洁，明洁。

③禋（yīn）：祭祀，升烟祭天以求福。享：祭献，上供。

④荐：进献，祭献。

⑤萃（cuì）：聚集，聚拢。

⑥萧：艾蒿。苃：紫苏之类的香草。郁：郁金香。鬯（chàng）：用郁金草和黑黍酿成的香酒。尊：推崇。

⑦至敬不享味贵气臭也：出自《礼记·郊特牲》。大意是中国祭祀礼仪对于气味十分重视，以洁净奉神明。贵，崇尚，重视。臭，香气。

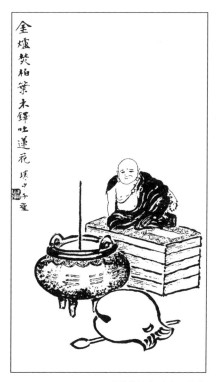

金炉焚柏叶，木铎吐莲花

⑧脞（cuǒ）：细碎，烦琐。

【译文】

上古时期已用香料供奉神灵，清洁空气。三代祭祀，首推以香祭献，但没有听说过用沉香、熏陆香。百家传记聚集记载了众芳香之美，但不推崇萧、芗、郁、鬯之香。《礼记》载："最好的敬奉不是享受口味而是侧重闻气味。"可知利用香料至关重要，大致采摘加工，其名称繁多并且品类细碎烦琐。翻阅上古帝皇之书、释道经典之说，其记录绵远，赞美太多了。种类甚多，用香规矩都很独特。

西方圣人曰："大小世界，上下内外，种种诸香。"又曰："千万种和香，若香、若丸、若末、若涂，以至华香、果香、树香、天和合之香。"又曰："天上诸天之香①，又佛土国名众香，其香比于十方人天之香②，最为第一。"仙书云："上圣焚百宝香③，天真皇人焚千和香④，黄帝以沉榆、薰荚为香⑤。"又曰："真仙所焚之香，皆闻百里，有积烟成云，积云成雨，然则与人间所共贵者，沉水、熏陆也。"故《经》云："沉水坚株。"又曰："沉水香，圣降之夕，神导从有捧炉香者⑥，烟高丈余，其色正红，得非天上诸天之香耶？"

【注释】

①诸天：指护法众天神。佛经称欲界有六天，色界有四禅十八天，无色界有四无色天，其他还有日天、月天、韦驮天等诸天神，总称之诸天。

②十方：佛教十大方向，即上天、下地（z轴空间维）、东、西（x轴空间维）、南、北（y轴空间维）、生门、死位（虚时间维）、过去、未来（实时间维），即五维空间中的10个方向。

③上圣：天神。

④天真皇人：道教信奉的前劫修真获得极道的远古仙人。千和香：用千种香料调和的香。

⑤蓂（míng）荚（jiá）：又名"历荚"。古代传说中的瑞草。

⑥从：随行，跟随。

【译文】

西方圣人称："三千大千世界中到处充满了无数的香。"又说："这千万种调和而成的香，有似香料原形、似球形、似粉形、似糊形，还有花香、果香、树木香，以及自然天成之香。"还称："天上护法众天神之香和各佛国的香，相比于十方人天之香，最好。"仙书载："天神焚烧百宝香，天真皇人焚烧千和香，黄帝以沉榆、蓂荚为香。"又称："真仙所焚烧的香，能闻见百里之远，能积烟成云，积云成雨，但与人间都视沉香、熏陆香为珍贵之物。"因此《经》载："可沉水之沉香树体坚硬。"又说："沉香，神仙降临之晚，神导有捧炉香的跟随，烟高丈余，其色正红。是不是天上护法众天神的香呢？"

《三皇宝斋》香珠法^①，其法杂而末之，色色至细^②，然后丛聚杵之三万，缄以良器^③，载蒸载和^④，豆分而丸之，珠贯而暴之^⑤，旦日此香焚之^⑥，上彻诸天。盖以沉水为宗，熏陆副之也。是知古圣钦崇之至厚，所以备物宝妙之无极，谓奕世寅奉香火之笃，鲜有废日，然萧茅之

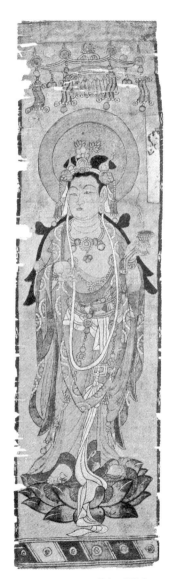

佚名《菩萨像》

类，随其所备，不足观也。

【注释】

①《三皇宝斋》：道书，具体的作者及年代已无从考证。

②色色：分别，各式各样。

③缄（jiān）：封闭。

④载（zài）：又，且。

⑤暴（pù）：晒。

⑥旦日：第二天。

【译文】

《三皇宝斋》记载的香珠法，其方法复杂，研磨成末，每种都磨得很细腻，然后放在一起杵捣三万下，封放在好的器具中，一边蒸一边调和，分成豆大，制成丸，串在一起并晒此香丸，第二天焚此香，此香味能让诸位神仙闻到。大概人们都以沉香为正宗，熏陆为辅。可知自古圣人都非常推崇用香，所以都备藏有很多香，称专一供奉香火，很少有不敬奉香火的日子。但萧、茅之类的香料，平常都有所准备，不足一看。

祥符初①，奉诏充天书扶持使，道场科醮无虚日②，永昼达夕，宝香不绝，乘舆肃谒则五上为礼真宗每至玉皇真圣祖位前，皆五上香也③。馥烈之异，非世所闻，大约以沉水、乳香为末，龙香和剂之，此法累禀之圣祖④，中禁少知者，况外司耶？八年掌国计，两镇旄钺⑤，四领枢轴，俸给颁赉⑥，随日而隆，故苾芬之着，特与昔异。袭庆奉祀日，赐内供乳香一百二十斤入内副都知张准能为使。在宫观密赐新香⑦，动以百数沉、乳、降真等香，由是私门之沉乳足用⑧。

【注释】

①祥符：宋真宗的年号，1008—1016年。

②科醮（jiào）：道教打醮斋戒等仪式。

③乘舆：古代特指天子和诸侯所乘坐的车子。肃：恭敬。谒（yè）：禀告，陈述，请求。

④累：连续，多次。禀：给与，报告。

⑤旄（máo）钺（yuè）：本为旗帜和兵器。代指军权。

⑥颁赉（lài）：赏赐，分赏。

⑦宫观：即道观，是各类道教建筑的总称。道观是道教徒们修炼、传道、举行宗教仪式和生活的场所。

⑧私门：权势之家，权贵者。

【译文】

祥符初，我奉诏担任天书扶持使，道场科醮无空闲的日子，从白天到黑夜，不断焚熏名贵香料，皇帝乘舆恭敬禀告请求，以五次上香为礼真宗每至玉皇真圣祖位前，都是五次上香。气味馥烈异常，世间未有所闻，大约以沉香、乳香研磨成细末，用龙香调和此剂，此法多次告之圣祖，宫中少有人知道，何况是外司呢？有八年时间掌握了国家大权，两度执掌兵权，多次把持着朝廷的政权机要之职，俸给赏赐，与日俱增。所以熏香用香之道，特别与以往不同。到庆奉祭祀之日，赐给专供皇宫用的乳香一百二十斤入内副都知张淮能为使。在道观私下里赏赐新香，常常有上百种沉、乳、降真等香，因此权势之家的沉乳之香足够使用。

有唐杂记言，明皇时①，异人云："醮席中，每焚乳香，灵祇皆去②。"人至于今惑之。真宗时③，亲禀圣训："沉、乳二香，所以奉高天上圣，百灵不敢当也，无他言。"上圣即政之六月，授诏罢相，分务西洛，寻遣海南。忧患之中，一无尘虑，越惟永昼晴天，长霄垂象④，炉香之趣，益增其勤。

新篆香谱

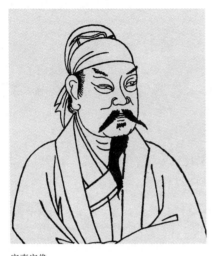

宋真宗像

【注释】

①明皇：唐玄宗李隆基（685—762），又称唐明皇，唐睿宗李旦第三子，母窦德妃，在位44年，庙号"玄宗"。

②灵祇（qí）：神灵。祇为地神。

③真宗：宋真宗赵恒（968—1022），宋太宗第三子，以王钦若、丁谓为相，二人常以天书符瑞之说，荧惑朝野，朝政因而不举。景德元年（1004），辽国入侵，宰相寇准力排众议，劝帝亲征，双方会战距首都汴京三百里外之澶渊（今河南濮阳西南），宋战胜辽国。但真宗惧于辽的声势，不顾寇准反对，以每年进贡辽大量金银为"岁币"于澶渊定盟和解，史称"澶渊之盟"。真宗在位25年，为守成之主，乾兴元年（1022）病死，终年55岁。

④长霄：天空云霄。垂象：显示征兆。

【译文】

有唐代的杂文记载，明皇时，异人称："祈祷神灵的祭礼仪式中，每次焚烧乳香，神灵都去。"人们至今不明白此事。真宗时，亲自下诏令："沉、乳二香，进奉高天上圣，百灵不敢抵敌，没有其他的说法。"皇帝亲政六月后，下诏免去我宰相官职，送往西洛，又被发往海南。忧患之中，没有任何红尘烦恼，只想漫长的白天阳光普照，天空云霄显示人间祸福吉凶的征兆，享受香炉熏香之乐，更加频繁。

素闻海南出香至多，始命市之于间里间①，十无一有假。版官裴鹗者②，唐宰相晋公中令公之裔孙也③。土地所宜，悉究本末，且曰："琼管之地^①，黎母山奠之^⑤，四部境域，皆枕山麓^⑥，香多出此山，甲于天下。然取之有时，售之有主，盖黎人皆力耕治业，不以采香专利。闽越海贾^⑦，惟以余杭船即市香。每岁冬季，黎峒俟此船至，方入山寻采。州人徙而贾，贩尽归船商，故非时不有也。"

【注释】

①闾（lú）里：乡里。

②版官：即板官。晋、南北朝时，诸王及大臣得自委任属官，在板上书授官之辞，谓之板官。

③晋公中令公：即裴度（765—839）。河东闻喜（今山西闻喜东北）人。宪宗元和时拜相，率兵讨平淮西割据者吴元济，封晋国公，世称裴晋公。后又以拥立文宗有功，进位至中书令。

④琼（qióng）：海南岛。

⑤黎母山：海南岛绵延最长的一组山地，位于岛中部偏西南一带，长约80千米，宽约13千米。自古以来黎母山被誉为黎族的圣地，黎族人民的始祖山。古代星宿与地学家认为，天上二十八宿之一的女宿对应着黎母山，故又称"黎姿山"。

⑥山麓（lù）：山脚下。

⑦贾（gǔ）：商人。

【译文】

向来听说海南出香料特别多，最初在乡里交易，基本没有假货。版官裴鹗，是唐宰相晋公中令公裴度的裔孙。他非常熟悉海南的土地适合生长什么样的植物，并且称："海南地区，黎母山坐落于此地，四部境域，都在此山脚下，香多出此山，为天下第一。但是香必须在限定时间内伐取，并且售之有主，大概因为黎人都致力于整治农耕，不以采香为专利。闽越海商，只有过往的余杭船只前来买卖香料。每年冬季，当地人等到这些船来了，才入山寻采香料。州人售出的香料，全部卖给船商，所以不合时令则没有香。"

　　香之类有四，曰沉、曰栈、曰生结、曰黄熟。其为状也十有二，沉香得其八焉。曰乌文格，土人以木之格，其沉香如乌文木之色而泽，更取其坚格，是美之至也。曰黄蜡，其表如蜡，少刮削之，黳紫相半①，乌文格之次也。曰牛目，与角及蹄。曰雉头、洎髀、若骨②，此沉香之状。土人别曰牛眼、牛角、牛蹄、鸡头、鸡腿、鸡骨。曰昆仑梅格，栈香也，此梅树也，黄黑相半而稍坚，土人以此比栈香也。曰虫镂，凡曰虫镂，其香尤佳，盖香兼黄熟，虫蛀蛇攻，腐朽尽去，菁英独存者也。曰伞竹格，黄熟香也，如竹色，黄白而带黑，有似栈也。曰茅叶，如茅叶，至轻，有入水而沉者，得沉香之余气也，燃之至佳，土人以其非坚实，抑之黄熟也。曰鹧鸪斑，色驳杂如鹧鸪羽也，生结香也，栈香未成沉者有之，黄熟未成栈者有之。

【注释】

　　①黳（yī）：黑。

　　②洎（jì）：浸润。髀（bì）：大腿。在此文中应该是根据音而组成的词，按文意可理解为"鸡臂"，意思是像鸡翅膀的沉香。

【译文】

　　海南的沉香有四种不同的品级：沉香、栈香、生结香、黄熟香。其形状有十二种，沉香占了其中的八种。一种称"乌文格"，当地人称富含油质的沉香木为"格"，这种沉香色泽如乌文木，其结香的树枝坚硬，特别美。一种称"黄蜡"，这种香表面像蜡，稍稍刮削，黑紫相半，次于乌文格。还有三种称"牛目"、"牛角"、"牛蹄"。另外三种称"雉头"、"洎髀"、"若骨"，这些都是沉香的形状。当地人别称"牛眼"、"牛角"、"牛蹄"、"鸡头"、"鸡腿"、"鸡

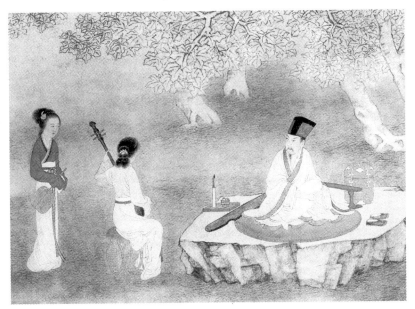

刘彦冲《听阮图》

骨"。一种称"昆仑梅格"，是栈香，这是梅树，这种香黄黑相半而稍微坚硬，当地人将此香和栈香相比。一种称"虫镂"，凡是被称为虫镂的香，特别好，此香兼有黄熟之性，被虫蛀蚀和蛇攻击，腐朽的木质都没有了，只有精华独存。一种称"伞竹格"，是黄熟香，其色如竹，黄白并带有黑色，有的似栈香。一种称"茅叶"，形如茅叶，特别轻，有入水而沉的，还具备沉香之余气，燃烧特别好，当地人认为其不坚实，不如黄熟香。一种称"鹧鸪斑"，其色驳杂如鹧鸪的羽毛，是生结香，有栈香未变成沉香的，还有黄熟香没成栈香的。

凡四名十二状，皆出一本，树体如白杨，叶如冬青而小，肤表也，标末也①。质轻而散，理疏以粗，曰黄熟。黄熟之中，黑色坚劲者，曰栈香。栈香之名相传其远，即未知其旨，惟沉香为状也，肉骨颖脱，芒角锐利，无大小、无厚薄，掌握之有金玉之重，切磋之有犀角之劲，纵分断琐碎而气脉滋益。鹗云："香不欲绝大，围尺已上虑有水病②，若斤已上者，合两已下者，中浮水即不沉矣。"

【注释】

①肤表也，标末也：疑为衍文。不译。

②已：同"以"。

【译文】

这四种品级、十二种形状，都出于一树，树体如白杨，叶如冬青而小。香质轻而松散，纹理不密而粗，称为黄熟。黄熟之中，黑色坚劲的称栈香。栈香之名相传很远，虽然不知其美，但只有沉香之状，肉骨显露，芒角锐利，没有大小厚薄，用手掌握住，有金玉之重，用刀切磋，有犀角之劲，纵分断开则香体细碎而气脉浓郁。裴鹗称："香体不要特别大，围尺以上恐怕有水病，如达到斤以上或两以下的，则浮水中而不沉。"

又曰："或有附于枯枿①，隐于曲枝，蛰藏深根，或抱贞木本②，或挺然结实，混然成形。嵌若岩石③，屹若归云④，如矫首龙⑤，如峨冠凤⑥，如麟植趾⑦，如鸿铩翮⑧，如曲肱⑨，如骈指⑩。但文理密致，光彩明莹，斤斧之迹，一无所及，置器以验，如石投水，此香宝也，千百一而已矣。夫如是，自非一气粹和之凝结，百神祥异之含育，则何以群木之中，独禀灵气，首出庶物⑪，得奉高天也？"

【注释】

①枿(niè)：同"蘖"。树木砍去后从残存茎根上长出的新芽，泛指植物近根处长出的分枝。

②贞(zhēn)木：坚劲耐寒，经严冬而不凋的树木。

③嵌(qiàn)：紧紧埋入。

④屹(yì)：山势直立高耸的样子。

⑤矫(jiǎo)：高举、勇武的样子。

⑥峨(é)冠：高的冠冕。

⑦麟植趾：源于《诗经·周南·麟之趾》。

⑧铩(shā)翮(hé)：即铩羽。毛羽伤残，不能高飞。比喻人受摧残而失志。

⑨曲肱(gōng)：弯曲上臂。

⑩骈(pián)指：并列的手指。

⑪首出：杰出。庶物：众物，万物。

【译文】

又称："有的依附于枯桩，隐于曲枝，蛰藏深根，有的抱贞木树体，有的挺然结实，混然成形。像嵌在岩石中，像行云一样高耸，像昂首的龙，像戴着高冠的凤，像麒麟的脚趾，像羽毛伤残的鸿雁，如弯曲上臂，如并列的手指。但香木纹理致密，光彩明莹，刀斧的痕迹一点也不留，放入器物中试验，如石投水，这是香宝，千百中才能选出一个。这若不是一气粹和之凝结，百神祥异之含育，怎能在群木之中，独具灵气，成为万物之首，得以敬奉上苍呢？"

占城所产栈沉至多①，彼方贸迁，或入番禺，或入大食。大食贵重栈沉香，与黄金同价。乡耆云②："比岁有大食番舶③，为飓风所逆，寓此属邑，首领以富有自大，肆筵设席，极其夸诧。"州人私相顾曰："以赀较胜④，诚不敌矣，然视其炉烟蓊郁不举、干而轻、瘠而燋⑤，非妙也。"遂以海北岸者，即席而焚之，高烟杳杳⑥，若引束绡⑦，浓腴浡浡⑧，如练凝漆；芳馨之气，持久益佳。大舶之徒，由是披靡⑨。

【注释】

①占城：是建立在今越南中部的古国，汉代曾纳入中国版图，称为林邑。重要物产为香、犀、象，人民以采香为生。

②耆（qí）：长者。古称六十岁曰耆。

③比岁：近年。

④赀：同"资"。

⑤燋（jiāo）：通"焦"。

⑥杳杳（yǎo）：幽暗深远的样子。

⑦绠（gēng）：大绳索。

⑧湒湒（jí）：沸涌之貌。

⑨披靡（mǐ）：溃散。

【译文】

占城所产的栈沉香特别多，那边贸易输出，或到番禺，或入大食。大食重视栈沉香，与黄金同价。乡老称："近年有大食番舶，被飓风所阻，寄居在此地，首领以富有自大，摆设筵席，极其奢侈炫耀。"州人私下彼此相看，称："他们的资财比我们略胜一筹，我们确实比不过他们，然而看他们的炉烟，不够浓郁、烟干而轻、少而焦，并不好。"于是州人用海北岸所产沉香，当场焚烧，只见高烟杳杳而深远，就像一根大绳索，浓烟腾涌，如练凝漆，芳馨之气，持久隽永。大食番舶上的众人，因此服输。

生结者，取不俟其成，非自然者也。生结沉香，品与栈香等。生结栈香，品与黄熟等。生结黄熟，品之下也，色泽浮虚，而肌质散缓，燃之辛烈，少和气，久则溃败，速用之即佳。若栈沉成香则永无朽腐矣。

【译文】

生结，是不等其成香而伐取，不是自然所成。生结沉香，品质与栈香等同。生结栈香，品质与黄熟等同。生结黄熟，属于品之下，色泽浮于表面而不真实，香体质地松散，燃烧后气味辛烈，缺少温和之气，时间长了气味四散，暂时使用尚可。栈香、沉香不会有腐朽之虑，而且燃烧后的香烟隽永绵长。

雷、化、高、窦^①，亦中国出香之地，比海南者，优劣不侔甚矣^②。既所禀不同，而售者多，故取者速也。是黄熟不待其成栈，栈不待其成沉，盖取利者，戕贼之深也^③。非如琼管，皆深峒黎人，非时不妄剪伐，故树无夭折之患，得必皆异香。曰熟香、曰脱落香，皆是自然成香。余杭市香之家，有万斤黄熟者，得真栈百斤则为稀矣；百斤真栈，得上等沉香十数斤，亦为难矣。

【注释】

①雷、化、高、窦：即雷州、化州、高州、窦州。雷州包括现在的雷州市、遂溪县、徐闻县及湛江市区的赤坎区、霞山区、麻章区、开发区、东海岛等。化州位于广东西南部。高州位于广东西南部，史称潘州，是古代粤西的政治、经济以及文化中心。窦州位于现广东信宜镇隆镇。

②侔（móu）：相当，等同。

③戕（qiāng）贼：伤害，毁坏。

【译文】

雷州、化州、高州、窦州，也是中国出香之地，比起海南香来，品质差了很多。禀性不同，但售卖者多，所以伐取迅速。黄熟香不待其成栈香，栈香不待其成沉香，可见为了牟利而毁害之甚。不像海南琼管之地，都是深峒黎人，不到季节不妄自剪伐，所以海南香树无夭折之患，只要伐取必是异香。熟香、脱落香都是自然成香。余杭买卖香料之家，万斤黄熟香中得真栈香百斤就很稀有；百斤真栈香中得上等沉香十数斤，也很难。

　　熏陆、乳香之长大而明莹者，出大食国。彼国香树连山络野，如桃胶松脂，委于石地，聚而敛之，若京坻香山①，多石而少雨，载询番舶，则云："昨过乳香山下，彼人云：'此山不雨已三十年。'"香中带石末者，非滥伪也，地无土也。然则此树若生泥涂则香不得为香矣，天地植物其有旨乎？赞曰："百昌之首②，备物之先③，于以相禋④，于以告虔⑤，孰歆至德⑥？孰享芳烟？上圣之圣，高天之天！"

【注释】

①坻（chí）：土坡，高坡。

②百昌：各种生物。

③备物：仪卫、祭祀等所用的器物。

④禋（yīn）：古代烧柴升烟以祭天。

⑤虔：诚心。

⑥歆（xīn）：祭祀时鬼神享受祭品的香气。

【译文】

　　长大而光亮莹洁的熏陆、乳香产于大食国。大食国香树漫山遍野，如桃胶松脂，落在石地上，聚而收集起来，就像垒起的高高的香山，多石而少雨，于是请教外国船舶上的人，他们称："昨过乳香山下，那边人说：'此山不下雨已有三十年。'"杂带石末的乳香，不是粗俗伪劣之物，因为地无泥土。然而此树若生于泥土当中则香体无香味，难道天地植物有其用意吗？赞曰："此香是万物生灵之首，祭祀器物必备，用以升烟祭天、熏香祷告，谁能享受这样特别的福份？谁能嗅闻这样美好的香烟？当然是神仙圣人、苍天君王！"

【点评】

苏州以姓氏命名的街巷非常多，其中和丁姓相关的有两条，一条在石路，一条就是丁家巷。这两条小巷都与丁谓有关。丁谓，字谓之，后更字公言，苏州长洲人，生于宋太祖乾德四年（966）。淳化三年（992），丁谓登进士甲科，为大理评事、通判饶州。第二年他任职转运使，除三司户部判官，最后官至宰辅。其仕途发展甚为顺遂，主要政治活动皆在真宗一朝。天禧四年（1020），擢丁谓为首相，乾兴元年（1022）二月甲辰制封丁谓为晋国公。

历史对丁谓才智的评价是：他是一个机敏而足智多谋的人，几千字的文章，读一遍便能背诵；官司案牍复杂繁多，一般官吏长久难以判断，而他一看案情，一言判决，众人都能释然而悟。生活中的他又是个多才多艺的人，通晓音律及棋琴书画，懂得香道。

在文学创作方面，丁谓有"其文类韩、柳，其诗类杜甫"之赞誉，晚年在岭南的诗文尤为人称颂。欧阳修称："其少以文称，晚年诗笔尤精，在海南篇咏尤多。"在政治方面毁多于誉，虽对宋初财经政策制定有所贡献，但论及真宗崇道，东封泰山，西祀汾阴，南祀老子，大兴土木，建宫观，天书祥瑞，启导真宗以神仙之事等活动，丁谓都扮演着重要角色。他又作玉清昭应宫，耗费国财，不可胜计，所谓："竭天下之财，伤生民之命。"而与寇准、王钦若、李迪等人有政治争纷，丁谓获"奸邪"、"五鬼"、"眼中丁"之评。

丁谓对香的认知，始自早年任福建转运使时"以香入茶"，制作贡茶。福建北苑贡茶的最大特色，是茶中入香。如蔡襄所云："茶有真香，而入贡者微以龙脑合膏，欲助其香。"丁谓因制作贡茶而熟知相关的香料知识。他的茶诗中，也透露出对茶中添香的认知，例如《煎茶》诗云："开缄试雨前，须汲远山泉。自绕风炉立，谁听石碾眠。轻微缘入麝，猛沸却如蝉。罗细烹还好，铛新味更全。花随僧箸破，云逐客瓯圆。痛惜藏书箧，坚留待雪天。睡醒思满啜，吟困忆重煎。只此消尘虑，何须作酒仙。"丁谓对于茶与香之间的比例也十分了解，确如所言"轻微缘入麝"，贡茶中入香的分量不能过多。丁谓在福建任内制作贡茶的经验，开启了他对香的认识与使用，为晚年撰写《天香传》奠定了基础。

景德元年（1004），丁谓自夔州路转运使被召还朝，权三司盐铁副使。丁谓任三司使期间，展露其财政才能，掌管之下的财政制度颇为完善。因掌理财政有方，丁谓深得真宗信赖，不多久被提拔为"知制诰，判吏部流内铨"，丁谓从此开始了长达十多年的禁中生活。在此期间，丁谓参与国家重要仪礼，受皇帝重用且赏赐香料，见识宫中各式用香，使他知晓宫中祭祀之礼、道教科仪与宫廷生活的用香制度、风俗。

但宦海沉浮，不幸的事发生了。乾兴元年二月，真宗崩位，十三岁的仁宗继承帝位，由刘太后听政。因丁谓与朝中其他同僚政见不和，遭到排挤与打击。同年七月，丁谓就因"雷允恭山陵事件"，而以"昵彼妖巫，馆于私舍，潜通诡计，假托神灵，与孽寺以连谋"之罪状，被罢相贬官为崖州司户参军，家财被没收。崖州即朱崖军，今海南岛崖县，是宋代最南端的国土，是名副其实的天涯海角。他居住在水南村达五年之久，教民众读书作文，所著诗文有数万言，还给当地百姓传授中原建筑技术，帮助民众修建房屋，深得黎民赞扬。

岭南是盛产香料的地方，尤其以盛产沉香最出名，丁谓每日就生活在芬芳馥郁的环境中。他的《山居》词将岭南的芳香花草描述得淋漓尽致："雷化以南，山多零陵藿香，芬芳袭人，动或数里。洞口清香彻海滨，四时芳馥四时春，山多绿桂怜同气，谷有幽兰让后尘，草解

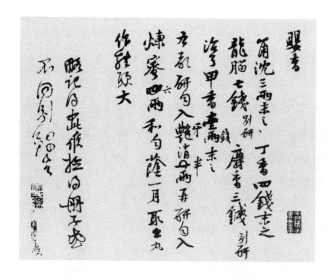

黄庭坚制婴香方帖

忘忧忧底事，花能含笑笑何人（岭南有含笑花），争如彼美钦天壤，长荐芳香奉百神。"在被贬失意之时，丁谓整日把玩香料，寄情于芳香花草，对香料的配制、利用与性质都有自己的认识。丁谓晚年流放崖州的生活因"香"而有意义，正如《天香传》中所述："忧患之中，一无尘虑，越惟永昼晴天，长霄垂象，炉香之趣，益增其勤。"

宋仁宗乾兴元年（1022）至天圣三年（1025），丁谓在海南岛写下长达二千余字的《天香传》。特殊的人生经历与政治背景，使其撰写的《天香传》对香之论述与评价，皆有独特见解。在忧患失意之中，海南沉香伴随他度过了余生。从乾兴元年（1022）至宋仁宗景祐四年（1037），丁谓流落岭南十五载，最终卒于光州，享年七十二岁。最后皇帝还赐给"钱十万，绢百匹"，以示哀悼。

史称丁谓临终之前半月已不食，只是焚香端坐，默诵佛书，不断小口喝一点沉香煎汤，启手足之际嘱咐后事，神识不乱，正衣冠而悄然逝去，能荣辱两忘而大变不惊，非寻常之人。"焚香"、"默诵佛书"、"喝沉香汤"给我们传达了这样一个信息，就是丁谓在认识香与佛教的关系上颇有造诣。

《天香传》中从儒家之礼、道家经典、释家典籍等方面谈论用香历史，产沉香之地区，香材之优劣，是中国古代对沉香品质进行评价与鉴定的第一部文献，肯定了海南岛所产沉香的地位。尤其丁谓亲历产香之地，基于个人品香经验，他提出沉香气味"清远深长"的评价标准，是历史上对沉香有详细见解的第一人，深深影响着后人对沉香气味的鉴定，奠定了海南岛黎母山所产沉香品为第一的地位，其后历朝论香者皆以海南沉香为正宗。如，自称有"香癖"的诗人黄庭坚，对海南沉香有独特喜好，所创的香方，都只使用海南沉香。岭南沉香文化开始于丁谓，承载于《天香传》，发展并成熟于后世。

《天香传》还开启了宋代以"香"为主的"点茶、焚香、挂画、插花"四般闲事的文人雅士趣味生活。无论祭祀用香、释家用香、道家用香、点茶焚香，还是挂画插花，都有其特定的芳香含义，属于中国芳香文化有机组成部分。《天香传》首次对它们的全面记载有效保存了中国古代芳香文化的完整性。可以说，《天香传》在中国芳香文化史上传承价值举足轻重。

序

和香序

麝本多忌，过分必害；沉实易和，盈斤无伤①。零藿燥虚，詹糖粘湿，甘松、苏合、安息、郁金、捺多和罗之属，并被珍于外，固无取于中土②。又枣膏昏蒙，甲煎浅俗，非惟无助于馨烈③，乃当弥增于尤疾也。

此序所言，悉以比类朝士。麝木多忌比庾憬之④，枣膏昏蒙比羊玄保⑤，甲煎浅俗比徐湛之⑥，甘松苏合比惠休道人⑦，沉实易和盖自比也。

【注释】

①盈：满。

②固：确实，本来。

③非惟：不但。

④庾憬之：即庾景之，南朝文人，《南史》有《庾景之传》。此处疑是庾登之（382—443），元嘉五年（438）入朝任司徒右长史、尚书吏部郎、司徒左长史、南东海太守，后任吴郡太守。由于他到任后贪污，事发而被免职。《宋书·列传第十三》有载。

⑤羊玄保（371—464）：南朝宋人，景平二年（424）为尚书右丞，善弈棋。

⑥徐湛之（410—453）：出生富贵，"善于尺牍，音辞流畅"，元嘉六年（439）任黄门侍郎。

⑦惠休道人：疑是"惠休上人"，南朝宋诗人，生卒年不详。早年为僧，人称"惠休上人"，因善于写诗被徐湛之赏识，孝武帝令其还俗，官至扬州从事史。

【译文】

麝香多猜忌，使用过分必有害；沉香禀性平和，多用了也没有问题。燥虚的零藿香，粘湿的詹糖香，甘松香、苏合香、安息香、郁金香、捺多和罗香等等，都是由域外传入，本不是中土所产。枣膏昏蒙，甲煎浅俗，不但无助于馨烈，甚至越发令人讨厌。

此序所言，都是用来比喻朝中仕人。麝木多忌比喻庾憬之，枣膏昏蒙比喻羊玄保，甲煎浅俗比喻徐湛之，甘松苏合比喻惠休上人，沉香平和是自我比喻。

【点评】

《和香序》作者范晔（398—445），字蔚宗，南朝宋顺阳（今河南淅川东）人，出生在一个著名士族家庭，家庭有着正宗的家学传统。他先后担任过尚书外兵郎、荆州别驾从事史、秘书监、新蔡太守、司徒从事中郎、尚书吏部郎多种职务。范晔具有多方面才能，学识渊博，善于为文，精通音乐，长于书法。担任朝廷要职的官吏庾炳之、何尚之、徐湛之、沈演之等人都嫉妒他的才能，不愿范晔得到皇帝的宠信。范晔虽然不讨好皇帝，对同僚却以诚相待。同僚却想尽办法排挤、打击甚至陷害他。不久，范晔识破了同僚的阴贼险恶，写了《和香方》，对他们进行讥讽。根据同僚的特点，范晔把他们比作是"多忌"的麝香、"昏蒙"的枣膏、"燥虚"的零藿、"粘湿"的詹糖、"浅俗"的甲煎，而范晔则以"沉实易和"自喻。《和香方》一出，为同僚所不容。在充满陷阱的官场上，范晔不懂得保护自己，终于引来了杀身大祸。